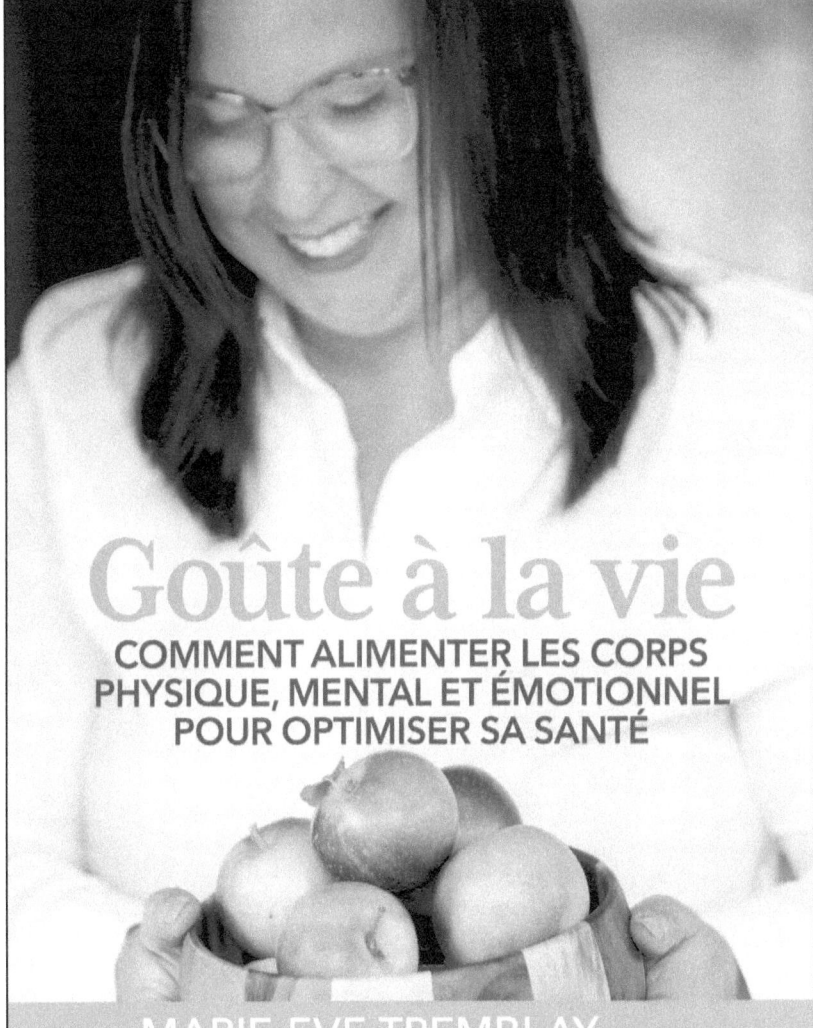

« Allier la rigueur scientifique, l'humanité et la simplicité demande un
véritable don. Marie-Eve Tremblay le possède et le partage avec éclat.
Ce livre est un incontournable ! »
–Kathy Tropiano

Goûte à la vie

COMMENT ALIMENTER LES CORPS
PHYSIQUE, MENTAL ET ÉMOTIONNEL
POUR OPTIMISER SA SANTÉ

MARIE-EVE TREMBLAY, ND, H.

NATUROPATHE, CONFÉRENCIÈRE, AGRICULTRICE, ACCOMPAGNANTE
PRÉFACE PAR KARINE CHAMPAGNE

TÉMOIGNAGES

« Je viens tout juste de terminer Goûte à la vie *de mon amie Marie-Eve Tremblay, et wow… quel voyage !*
Ce que j'ai adoré, c'est la sincérité avec laquelle Marie-Eve nous raconte son histoire. On la suit dans ses hauts et ses bas, ses remises en question et ses belles victoires — et on se sent tout de suite inspiré de faire, nous aussi, des choix qui nous rapprochent de notre propre bonheur.
Ses trucs et conseils en santé et en nutrition sont tellement clairs et motivants que ça donne envie de réorganiser son assiette et de prendre soin de soi tout de suite.
J'ai aussi beaucoup aimé la section sur le **corps mental** *et son partage sur la neuroscience, la méditation et la découverte de soi. Cela nous pousse à mieux nous comprendre et à avancer avec plus de conscience et de sérénité.*
Et mon gros coup de cœur reste la section sur le **corps émotionnel.** *Marie-Eve nous guide vers plus de conscience, l'ikigai (notre mission de vie) et surtout…* **le processus du pardon,** *étape par étape, qui nous permet de vraiment libérer et retrouver la paix intérieure. C'est puissant, transformateur et écrit avec une douceur qui fait du bien.*
Ce n'est pas seulement un livre inspirant, c'est aussi un **guide pratique et concret,** *rempli de conseils, de réflexions et d'exercices à faire pour passer à l'action et transformer sa vie au quotidien. Merci, mon amie, d'avoir mis tout ton cœur dans ce livre. Tu nous rappelles qu'on peut choisir de ralentir, de se recentrer et de goûter à la vie pleinement, chaque jour. »*
— Josée Turmel

« Il y a de ces personnes qui sont lumineuses et inspirantes. Des gens dont le charisme et leur rayonnement font que vous restez pendu à leurs lèvres, accroché au sujet exprimé avec fougue et passion. Marie-Eve est l'une de ces personnes d'énergie que j'ai eu l'honneur de côtoyer pendant plusieurs années lors de ses études en naturopathie et phytothérapie holistique. Enseigner à une personne assoiffée de découverte et de nouvelles connaissances, n'est-ce pas l'élève idéal de tous professeurs ?

Que d'échanges et de grandes conversations sans fin sur les sujets qui nous passionnent, particulièrement ceux de l'être humain dans sa globalité. Que de plaisir d'échanger avec une femme d'affaires chevronnée qui reste tout aussi émerveillée par de nouveaux projets sur les sujets qui pourront contribuer à rendre le monde meilleur. Marie-Eve Tremblay est une femme authentique et vraie. Elle partage ses valeurs, ses convictions avec sincérité et vérité.

Ce livre vous permettra d'entrer dans l'univers santé de Marie-Eve et d'accéder à des connaissances pour améliorer votre expérience de vie en santé. Ce livre restera une référence parmi tous ces livres sur la santé que vous possédez déjà. La grande différence est que celui-ci, vous allez le lire ! Cet ouvrage est différent et à l'image de l'auteur. Vous resterez pendu aux phrases et aux sujets déposés avec attention et amour. Oui, puisque ce livre a été écrit avec amour.

Quel privilège que de lire ce qui anime le cœur et l'esprit de cette femme pour qui j'ai du respect et de l'admiration !

Maintenant, permettez-vous de goûter à la vie. »

— Dominique Paradis
Président fondateur de Biolistix Formations

« Tellement intéressant et ce n'est qu'un début ! Te connaissant,
ça ne me surprend pas que tu sois rendue à écrire un livre.
Comme tu le sais, nous avons eu des épreuves dans notre vie.
Depuis quelques années, j'ai changé mes pensées. J'ai commencé à
dire non à ce que je disais oui avant pour plaire, pour ne pas
décevoir. Évidemment, les gens me trouvaient bête, mais moi, je me
sentais mieux. Ma devise est : il n'y a rien qui n'arrive pour rien. Et
j'en ai eu la confirmation en lisant ton livre. J'avais déjà commencé à
changer mes pensées et mes visions des événements qui me sont
arrivés, qui nous sont arrivés. Cette lecture m'a confirmé que je
devais continuer à le faire. Ce n'est pas facile et je l'échappe
encore parfois, mais je travaille fort là-dessus.
Ton livre est hyper intéressant mon amie et bravo d'avoir encore
accompli un autre objectif. Car on ne vit qu'une fois ;
aussi bien se rendre la vie belle et plus facile. »
— Sarah Fillion

« Assurément que ce livre touchera un grand nombre d'humains.
Marie-Eve propose une réflexion profonde vers des choix de la vie
plus éclairés pour retrouver un sens enligné vers nos rêves, nos
aspirations, notre raison d'être. La douceur dans son écriture nous
amène à nous connecter facilement à ses mots tellement au point
d'avoir l'impression que ses mots sont écrits personnellement pour
soi. Étant moi-même une auteure du livre Révèle-toi, *je ne peux dire*
autrement que ce livre s'inscrit dans ceux dont chacun a besoin sur sa
table de chevet et dont on ne peut faire autrement que de le relire à
chaque fois qu'une mise à jour dans notre vie est de mise.
Merci pour cette magnifique création. »
— Jennifer Maltais

« Ce livre mérite d'être lu par tout le monde. L'humain a besoin de prendre conscience à quel point nos maux quotidiens sont étroitement et simplement reliés avec nos habitudes de vie.

Ce livre, de la superbe et adorable Marie-Eve, est léger et facile à lire. Elle nous raconte son parcours inspirant. Marie-Eve nous transmet son savoir pour nous aider à prendre soin de nous. Nous devons nous rendre à l'évidence que l'humain ne va pas bien et ce livre nous permet de prendre action et conscience que ce sont de simples actions au quotidien qui peuvent faire la différence. Il est alarmant de constater comment les aliments commercialisés et vendus en supermarchés sont maintenant remplis de produits chimiques et à quel point nous sommes des cobayes. Il faut que la population change ses habitudes alimentaires. Nourrir un corps vivant avec des aliments morts, ça fait du sens pour vous ? Nous avons tous un bagage émotionnel que l'on traine, Marie-Eve est en mesure de nous aider à faire le cheminement vers un bien être meilleur.

Son livre nous donne envie d'avoir cette belle personne dans notre quotidien pour rayonner toujours un peu plus. »

— Audrey Rousseau

Goûte à la vie

Comment alimenter les corps
physique, mental et émotionnel
pour optimiser sa santé

Marie-Eve Tremblay

ÉDITIONS MIEUX-ÊTRE GLOBAL
GLOBAL WELLNESS MEDIA
LOS ANGELES, TORONTO, MONTREAL

Pour toute demande d'autorisation, veuillez envoyer un courriel à : **marieevetremblaynaturopathe@gmail.com**

Publié par :
Éditions Mieux-Être Global /
Global Wellness Media
Stratedgy LLC
440 N Barranca Ave #2027
Covina, California, 91723
(866) 467-9090
GlobalWellnessMedia.com

Note de l'éditeur : Les opinions exprimées dans cet ouvrage sont uniquement celles des auteurs et ne reflètent pas nécessairement celles de l'éditeur, lequel décline par la présente toute responsabilité à leur égard.

Couverture : Eric D. Groleau

Goûte à ta vie / Marie-Eve Tremblay. — Première édition.
ISBN : 978-1-957343-36-5 (ePub)
ISBN : 978-1-957343-37-2 / 978-1-957343-19-8 (Broché)

TABLE DES MATIÈRES

AVERTISSEMENT

Ce livre a été rédigé à des fins **d'information et d'éducation générales** uniquement. Il ne remplace en aucun cas l'avis, le diagnostic ou le traitement d'un professionnel de la santé qualifié.

- Si vous souffrez de problèmes de santé physique ou psychologique, ou si vous êtes suivi par un médecin, **consultez toujours un professionnel de la santé avant d'entreprendre toute démarche sur la naturopathie** ou toute autre approche décrite dans ce livre.

- L'auteur et l'éditeur déclinent toute responsabilité quant à l'utilisation que vous pourriez faire des informations contenues dans cet ouvrage.

- Ces informations ne doivent jamais être utilisées comme substitut à un traitement médical ou psychologique approprié.

- Les résultats peuvent varier d'une personne à l'autre ; aucun effet ou bénéfice particulier n'est garanti.

En lisant ce livre, vous reconnaissez avoir pris connaissance de ces avertissements et acceptez d'assumer l'entière responsabilité de vos choix et de vos actions.

« *La santé, c'est l'harmonie entre ce que nous pensons, ce que nous disons et ce que nous faisons.* »

— Gandhi

DÉDICACE

À mes filles, Charlie et Heïdi.
Vous êtes la source de ma force, de ma
persévérance et de ma détermination.

Et à mon merveilleux mari,
Martin. Sans toi, je ne pourrais faire
tout ce que j'accomplis.

PRÉFACE

Quand Marie-Eve m'a raconté son histoire, j'ai eu un frisson. Parce que dans ses mots, j'ai reconnu les miens. Pas les mêmes décors. Pas les mêmes acteurs. Mais la même mécanique. Celle de l'usure. Celle du corps qui dit « stop ». Celle de la boule qui monte dans la gorge et qui finit par exploser.

J'ai longtemps cru que ma carrière de rêve — celle que j'avais imaginée depuis l'âge de six ans, allait m'apporter la sécurité, la fierté et le sentiment d'accomplissement. Mais un matin de novembre 2010, en direct à LCN, j'ai compris que ce rêve devenait ma prison.

J'avais les mains moites, le cœur qui battait à 180, les yeux pleins d'eau. Et surtout : l'impossibilité de dire un simple « Bonjour, bienvenue à LCN ». J'ai arraché mon micro. Je suis sortie du plateau. J'ai pleuré comme jamais. Ce jour-là, je pensais que c'était ma fin. En réalité, c'était un commencement.

LE CORPS QUI DIT NON

Pendant des mois, j'ai résisté. Je faisais semblant. J'espérais que ça allait passer. J'essayais de me convaincre que j'avais « juste » besoin de vacances. Mais mon corps n'en pouvait plus. Il criait. Il me forçait à l'écouter. Insomnie. Palpitations. Pertes de mémoire. Larmes incontrôlables. C'était ma façon, à moi, de vivre ce moment de passage obligé.

Marie-Ève, toi et moi avons ce même langage du corps. Le sien qui ne voulait plus digérer. Le sien qui tombait sous le poids invisible d'un environnement toxique. (Et le tien te parle-t-il aussi intensément ?)

Deux milieux différents — l'agriculture et les médias — mais une même violence : celle du harcèlement psychologique. Nos corps nous suppliaient d'arrêter. Nos corps savaient avant nous que ça ne pouvait plus continuer.

Je suis partie six mois en arrêt maladie. Je ne savais pas encore que j'étais en train de vivre un *reset* complet. Consciente dans ce grand passage, je me suis posé la question suivante :

« Karine, si tu avais le cancer, qu'est-ce que tu mettrais en place pour maximiser tes chances de guérison ? »

J'ai appliqué cette logique à la dépression. J'ai engagé un coach. Une nutritionniste. J'ai commencé à m'entraîner pour un triathlon. Le sport est devenu mon antidépresseur. Bouger, transpirer, respirer. Chaque foulée me ramenait un peu plus à la vie. C'est dans cette période que j'ai créé un groupe Facebook : **Karine et ses mères-veilleuses.**

Au départ, on était cinquante femmes. Deux ans plus tard, on était vingt-cinq mille. Un mouvement de femmes qui utilisait le sport comme antidote à la noirceur. Un mouvement qui m'a permis de comprendre une chose essentielle : la dépression n'était pas ma fin, mais le début de ma mission.

DES UNIVERS DIFFÉRENTS, UNE VÉRITÉ COMMUNE

C'est ce qui me relie à Marie-Eve. Elle dans ses champs. Moi sur mes plateaux télé. Deux univers qui n'ont rien à voir… et pourtant, la même vérité : Quand l'environnement devient toxique, quand la pression est trop forte, quand on perd le sens, notre corps finit par nous arrêter. Et si, au lieu de voir ça comme une condamnation, on voyait ça comme une renaissance ?

La dépression m'a ouvert les portes du sport, du coaching, de la prise de parole. La sienne l'a menée vers la naturopathie, les constellations familiales, l'ikigai, et toute cette exploration intérieure qui nourrit ce livre.

Nos histoires sont la preuve que la douleur peut devenir une boussole. Une invitation à réinventer notre vie.

CE LIVRE

Ce livre que vous tenez entre vos mains, c'est plus qu'un témoignage. C'est une passerelle. Entre le corps et l'esprit. Entre l'ancien monde et le nouveau que vous êtes en train d'inventer. Vous allez plonger dans des univers riches et complémentaires :

l'agriculture, comme miroir de nos racines ;

la naturopathie, pour apprendre à écouter autrement ;

les corps mental et émotionnel, trop souvent laissés de côté ;

les constellations familiales, qui révèlent nos loyautés invisibles ;

les zones bleues et la vibration qui nous entoure ;

et l'ikigai, cette quête du sens qui nous remet debout.

C'est un livre qui réconcilie. Qui honore le corps. Qui redonne au lecteur le pouvoir de se dire :

« Je peux moi aussi renaître. »

MON SOUHAIT POUR VOUS

En refermant ce livre, j'aimerais que vous sentiez cette vérité dans chacune de vos cellules : vous n'êtes pas défini·e par ce qui vous est arrivé. Vous êtes défini·e par ce que vous choisissez de faire avec.

La dépression m'a donné un nouveau souffle. Le harcèlement qu'a vécu la belle Marie-Eve l'a guidée vers sa mission profonde. Et vous ? Que ferez-vous de vos blessures ? Quel sens allez-vous donner à vos épreuves ?

J'aime croire que ce livre va vous aider à transformer la douleur en force. À voir vos fissures comme des portes. Et à marcher, vous aussi, vers votre renaissance.

Je suis une fan finie de votre transformation.

Karine Champagne

BONUS ET RESSOURCES

Vous pouvez accéder à du matériel bonus avec le lien suivant :
https://universfrescas.com/bonus

1

Mon histoire

*« Perdre, c'est aussi gagner ! Tout dépend de la
perspective qu'on décide d'emprunter et des outils que
l'on prend pour tracer sa route. »*
— Marie-Eve Tremblay

Je n'ai jamais cru que tout était foutu. J'ai toujours cru que j'avais cette force en moi qui me permettrais d'avancer, et ça même dans le noir extrême de ma vie. J'avais cinq ans quand j'ai allumé pour la première fois cette étincelle pour l'agriculture. En fait, je ne pouvais m'imaginer à cet âge que c'était le commencement de mon histoire d'amour pour la terre et pour les animaux de la ferme.

L'AMOUR EST DANS LE PRÉ

J'étais toute jeune quand je suis allée pour la première fois faire boire les veaux. Je m'en souviens comme si c'était hier. Bien qu'ils étaient bébés, ces veaux étaient aussi gros, même plus grands que moi. J'étais impressionnée ! Et c'est à partir de ce moment que mon désir de visiter ma sœur à la ferme est devenu présent. Chaque été, à la fin des classes, j'étais tellement excitée ! C'était mon plus grand bonheur de savoir que j'allais passer mes vacances à la ferme pour m'y amuser et pour explorer. Aucun souci ni aucun questionnement ne traversaient ma conscience. Chaque été, je savais que j'allais être heureuse de me retrouver sur la ferme de ma sœur et de son mari. J'avais la chance unique de grandir et d'apprendre sur leur terre. Avec les années, je me suis mise à travailler un peu plus avec eux. Je me sentais vraiment utile à quelque chose d'important. Je me souviendrai toujours de cette année-là, en 1992, où j'ai eu mon premier vrai « chèque » de paye provenant de la ferme. J'étais une vraie employée rémunérée à l'âge de 12 ans seulement. J'étais si fière ! J'avais accompli quelque chose déjà à mon âge. Et des adultes me faisaient confiance. Je me sentais grande, utile et presque indispensable. On me faisait faire des tâches de plus en plus difficiles. La force physique était de mise. J'ai appris à conduire tous les tracteurs de la ferme afin d'effectuer plusieurs travaux aux champs. J'ai appris à traire les vaches. Toutes les connaissances que j'ai acquises m'ont servi et me servent encore grandement aujourd'hui. J'ai fait l'école de la vie sur cette terre. Mais c'est vraiment la fierté d'accomplir un travail pour le bien des autres (animaux et humains inclus) qui me faisait me sentir aussi bien à chaque fois. Pourquoi, me demanderez-vous, désirais-je autant faire ce métier, que vous jugez peut-être bien ordinaire ? Parce qu'ils ont su me transmettre leur passion à leur façon. À la ferme, c'était un bonheur de travailler en collaboration. Je suis une personne qui aime avoir du plaisir, avoir la liberté et la simplicité d'être vraie. Je croque dans la vie, j'aime rire et je souhaite m'amuser dans tout ce que je fais chaque jour. C'est comme ça. Je me souviens très bien lorsque mon beau-frère me racontait des blagues. Il n'y a pas une journée où je n'éclatais pas d'un fou rire. Par surprise, lorsque je m'y attendais le moins, me faire arroser d'une chaudière d'eau, recevoir du lait d'une vache en faisant la traite tout cela sans méchanceté, ça me mettait le sourire. Je suis un très bon public. C'est important pour moi d'avoir de l'agrément au travail ; c'est un élément essentiel pour avoir du cœur à l'ouvrage.

CULTIVER SON COURAGE

J'arrive à la fin de mon secondaire, je dois faire le bon choix pour préparer ma carrière. Pas si facile à faire quand on est jeune et qu'on rêve en grand. Mon père, ayant une compagnie dans la construction prends le temps de me dire : « Marie-Eve, je t'offre de venir travailler dans mon entreprise avant que tu fasses ton choix de carrière et que tu choisisses ton champ d'études. » J'ai fait l'essai pendant un an, mais… comment vous dire ce que je ressentais ? ! J'étais assise à prendre des notes dans un bureau. Tellement différent de mon emploi de rêve. Bien sûr ce n'était pas le métier que je désirais effectuer plus tard. Mais il fallait que je tente le coup pour faire plaisir à mon père. Mais je me sentais éteinte de l'intérieur. Pas de flamme qui s'allume. Pas de fou rire, de plaisir, ni de liberté. Tout semblait si ennuyant et compliqué en même temps. J'ai appris les rouages du domaine. Mon père m'avait dit : « Si tu le voulais, tu pourrais devenir architecte ou tu pourrais faire de l'estimation pour nous. Tu irais travailler sur les chantiers ! Tu ne serais pas dans les bureaux à longueur de journée. » Et moi, assise à mon bureau, je regardais constamment dehors. C'était l'été et je voyais le soleil ! Je sentais que je perdais un temps précieux enfermé dans ce bureau. Tout ce que je m'imaginais, c'était moi qui me promenais avec un tracteur. Je cultivais cette image de moi assise sur cette machine.

Après huit mois à bûcher dans l'entreprise, j'ai dit à mon père « Papa, je ne reprendrai pas ton entreprise. Premièrement, j'ai une forte passion pour l'agriculture et je n'arrive pas à l'enlever de ma tête. Deuxièmement, j'ai un fort caractère et j'ai peur qu'on ne s'entende pas. Troisièmement, mon frère est déjà ici à l'emploi depuis longtemps et je ne veux en aucun cas tout malentendu et toute friction avec lui. Je préfère de loin avoir du bon temps avec lui que de vivre des moments plus difficiles. Je n'ai pas envie de m'obstiner et de débattre mes points avec vous à chaque fois que l'occasion se présentera. » Mon père ne sembla pas si surpris, mais son regard exprima une certaine déception. Il me répondit : « C'est ta décision. Tu choisis de ne pas reprendre l'entreprise avec ton frère. » Il m'indiquait, à ce moment-là, que c'était un non-retour. Les yeux de mon père se sont baissés. Probablement par déception. Il aurait bien souhaité me laisser une part de son entreprise. Il m'a tout de même laissé aller vers mes rêves. Il a su voir en moi ce qui l'avait fait vibrer lui aussi lorsqu'il avait décidé de vivre de sa propre passion, il y avait plusieurs années de ça. Je crois qu'il avait bien fait. Il m'avait ouvert une porte, m'avait offert une place et par moi-même, j'ai décidé que cela ne m'intéressait pas. J'ai choisi d'aller étudier ma passion. Ce jour-là, il a pris le temps de me dire : « Fille, je vais t'encourager, je vais toujours t'aider, je vais toujours être là et je veux que tu réussisses dans le domaine que tu entreprendras. Si c'est cela que tu souhaites, je suis derrière toi. » Il était d'une autre génération et il a été capable de me dire qu'il serait derrière moi malgré le fait que j'ai décidé de quitter son entreprise. Ça m'a rendue plus confiante et j'ai foncé vers ce que je croyais être ma destinée.

LE COUP DE FOUDRE À QUATRE PATTES

J'ai fait le grand saut dans le vide. J'ai envoyé ma demande à l'Institut de technologie agroalimentaire en agriculture pour faire le cours de productions animales et elle a été acceptée. À cette époque, j'étais certaine que je n'aurais aucune chance d'avoir une ferme un jour. J'ai débuté la technique en productions animales avec des gens passionnés comme moi. Des gens avec qui on peut partager ce que l'on aime, nos moments à la ferme, nos histoires et débattre des choses simples et agréables de la vie. On parlait de tout et de rien, de nos couleurs préférées. Ici, je fais allusion aux couleurs de tracteurs parce que croyez-le ou non, il y a vraiment une rivalité entre le vert, le rouge et le bleu ! J'ai passé trois merveilleuses années là-bas et j'ai adoré. À la fin de ces trois ans, je pouvais m'engager comme ; ouvrière agricole ou représentante en alimentation. Mais moi, toujours différente, comme je ne voulais pas être une représentante qui vend de la moulée, j'ai décidé de faire des stages dans les centres de recherche en agriculture. Je pouvais relever des défis. C'était le paradis ! En recherche, on apprend tous les jours. J'ai fait un premier stage dans un centre de recherche et j'ai fait un deuxième stage dans autre centre. J'ai vraiment apprécié. Ce train de vie me correspondait vraiment ! C'était ce que je désirais faire depuis toujours et je ne le savais même pas avant. Je souhaitais œuvrer comme ouvrière agricole. Je voulais travailler avec les animaux dans différents projets de recherche.

Quand j'ai eu terminé ma troisième année du collégial, une dame d'un des deux centres de recherche m'a téléphoné et m'a dit « Marie-Eve, nous aimerions savoir si tu aimerais travailler avec nous. » Ça ne pouvait pas mieux tomber. Je n'avais pas encore trouvé d'emploi. Alors c'est avec plaisir et reconnaissance que j'ai commencé à travailler dans ce centre de recherche. C'était un cadeau de la vie. J'appréciais chaque seconde au sein de cette équipe. J'ai travaillé dans plusieurs productions : la cuniculture (lapin), l'aviculture (les poules pondeuses et les poulets de chair), le bovin de boucherie, les vaches laitières, les porcs à l'engraissement et les chèvres laitières. J'étais comme une petite fille qui découvre les richesses de la nature.

L'équipe qui m'accompagnait tous les jours était formée de gens géniaux. Une équipe unie qui sortait de l'ordinaire. Des gens que je considérais comme une famille. J'ai ri aux éclats et j'ai eu énormément de bon temps avec eux. Ces instants restent gravés dans ma mémoire pour toujours. Après quelques mois, on m'a demandé si je voulais postuler pour un poste à l'extérieur du centre. Je ne serais plus employée du centre de recherche, mais j'y travaillerais quand même. Il aurait été bien fou de refuser, car on m'offrait une permanence. J'y suis allée en espérant vivre encore plus de satisfaction. On m'engagea comme technicienne en travaux d'enseignement et de recherche. C'était exactement l'image que je m'étais faite de l'emploi idéal. J'ai occupé ce poste pendant plusieurs années. J'aimais tellement ce métier que je me suis surprise à dire : « Moi, je vais probablement finir ma vie ici. Je vais y mourir tellement je suis heureuse dans ce que je fais. »

L'ENFER A LA COULEUR ET LE GOÛT DE LA TERRE

Après 11 ans à exercer ce métier de rêve, tout a basculé, j'ai frappé un mur et j'ai senti que la flamme s'était éteinte considérablement. Je n'allais pas bien du tout. J'ai passé à travers diverses épreuves qui m'ont ouvert les yeux sur beaucoup de choses qui se tramaient en arrière-plan. C'est exactement là que j'ai commencé à voir la réalité en face et que j'ai compris ce qui se passait réellement autour de moi dans ce centre de recherche. Je voyais des gens souffrir autour moi. Je voyais des événements douteux et illégaux se produire. Je constatais la manipulation et l'intimidation au quotidien. C'est à ce moment que j'ai commencé à subir du harcèlement psychologique. Ils ne sont pas allés de main morte avec moi. Mais j'ai une tête de cochon comme on dit par chez nous et rien ne peut m'empêcher d'être qui je suis. Il fallait que je dénonce, je ne pouvais plus endurer cette violence. On m'a demandé de construire un dossier de plaintes pour une année. C'est long une année. On m'a averti que cela serait très difficile. Pour ma part, il n'y avait aucun problème à décrire ce qui se passait pour sauver la peau de mes collègues et la mienne. C'était inconcevable de voir mon équipe dépérir de cette façon. Je l'ai donc fait ! Tout au long de l'année, j'ai monté ce dossier de plaintes tous les jours jusqu'à me rendre malade. Je me souviens de ce matin où je suis allée pour la dernière fois à la porcherie. Je me suis assise en entrant dans le portique. J'étais avec ma collègue Maria. Je lui ai dit : « Maria, ça ne va plus. Je ne suis plus en mesure de fonctionner. Mon corps ne répond plus. Je ne suis plus capable d'entrer dans les bâtiments. Je ne suis plus capable de voir les animaux. Je suis au bout de moi-même. Au bout du rouleau. » Je me suis sentie totalement anéantie ; tellement ébranlée. Je venais de perdre mon combat contre je ne savais pas quoi encore. Comme si mon équipe venait de m'abandonner et qu'il était impossible de continuer sans toute cette souffrance qui m'envahissait. Des sentiments de peur et d'angoisse me traversaient le corps. Un grand frisson de mal être qui se fige à chacune de mes extrémités. Cela ne pouvait plus continuer comme ça. C'était trop lourd à porter. Je me suis dirigée vers l'hôpital pour passer plusieurs tests médicaux. Au moment où ce fameux dossier aurait dû être déposé, la personne concernée est décédée d'un infarctus. Je crois que celui-ci sentait la soupe chaude. Ma première pensée a été : « Même le Bon Dieu l'a sauvé ! » malgré le fait qu'il ne pouvait pas plus payer pour sa vie. Lui mort et moi couché sur un lit d'hôpital, comme une automate, incontinente d'un liquide clair comme de l'eau de roche… voilà ce que cela m'avait donné en fin de compte. J'ai souffert d'une dépression physique dans chacune des fibres de mon corps. Ma tête était prête à continuer, mais mon corps physique, mon corps mental, mon corps émotionnel et mon cœur hurlaient leur douleur.

LA PRAIRIE N'EST PLUS CE QU'ELLE ÉTAIT

Je me souviens d'un des tests en particulier, la fameuse colonoscopie. La gastroentérologue m'a dit : « Madame Tremblay, pour le moment tout semble en bon état. Mais sachez que ce n'est pas normal ce que vous avez. Avez-vous remarqué la moyenne d'âge dans le corridor à votre arrivée pour faire le même test que vous ? Des gens de 70 ans ! Et vous, vous en avez 32 ! Vous comprenez que vous n'avez pas d'affaire ici. Maintenant, retournez chez vous et réglez tous vos soucis et votre stress. C'est à vous de changer ce qui ne va pas. » Wow ! Elle a été absolument fantastique. Elle avait tellement raison. C'était à moi à déprogrammer cette situation malsaine. Par chance, mon employeur m'a traité aux petits oignons à ce moment. J'ai eu droit à des séances de psychologue en milieu de travail. Cette dame fut remarquable. Elle m'a aidé à remonter la pente. On m'a retiré de mon poste du Centre de recherche parce qu'il y avait un réel problème à cet endroit. Ce que je ne savais pas c'est que tout était mort dans l'œuf et que les activités malveillantes avaient repris de plus belle quand le plus important manipulateur fut décédé. Comme si rien ne s'était passé. Comme si, à cause que j'avais été retirée de ce milieu de travail et que la vipère était décédée, on avait effacé les signalements et tout était redevenu normal. Son bras droit avait pris sa place, il était pourri jusqu'à la moelle lui aussi.

J'ai compris que finalement, dans cette grande boîte, les gens ne sont que des numéros et valent moins que des animaux. Même si on désire le bien à tout prix, le mal finit parfois par faire pourrir certaines personnes et à obtenir ce qu'il désire. J'y suis restée encore quelques années, j'étais tout de même un peu plus loin des méfaits et j'avais espoir que les choses changent. Mais je voyais le monde se faire pourrir la vie encore et encore. Rien n'avait vraiment changé ici. Il aurait fallu que je me mette la tête dans le sable comme l'autruche. C'est comme ça que ma passion s'est éteinte définitivement. Enfin, c'est ce que je croyais à ce moment précis de mon parcours. Mais heureusement, j'avais tort. On m'avait tellement échaudée que je me suis mise à haïr le domaine. J'avais le haut-le-cœur lorsque je voyais des vaches dans les champs. C'était grave et tellement triste en soi. J'ai cru que plus jamais je ne retournerais travailler dans ce domaine. Plus JAMAIS ! J'ai décidé de changer complètement de carrière. Du tout au tout.

Je suis retournée aux études pour tourner la page. Lorsque j'ai décidé de refaire ma vie, j'étais une maman célibataire de 35 ans. Les nouveaux apprentissages n'étaient pas un problème pour moi. J'ai fait une technique en gestion de commerce. J'étais dans mon élément aussi. J'avais de la facilité pour ça. Sans doute, la génétique du père y était pour quelque chose. La pomme ne tombe jamais bien loin de l'arbre comme on dit. Je savais que je me retournerais de bord.

LA PASSION REVIENT AU GALOP !

En décembre 2016, j'en avais assez d'être seule. J'ai choisi de m'inscrire sur un site de rencontre. Je n'étais pas une personne qui sortait beaucoup. C'était le moyen le plus facile pour rencontrer. Un bel homme fait surface et regarde à plusieurs reprises mon profil. Un grand 6'2" aux yeux verts. Intéressant ! Je regarde à mon tour son profil. Tout est parfait, il a des enfants de l'âge de mes filles, il a les mêmes intérêts que moi et… il est producteur laitier. NON ! PAS VRAI ! Croyez-le ou non, je me mets à avoir un mal de ventre juste à penser qu'il a des vaches laitières. Ça ne pouvait pas être vrai. Ma fille m'encourage en me disant : « Maman, il a une ferme comme tu les aimes ! Tu ne peux pas l'ignorer. Écris-lui ! Allez ! »

J'étais anxieuse juste à l'idée de remettre les pieds sur une terre, j'avais si peur de replonger. D'un autre côté, je savais que j'aimerais ce genre d'homme. Je savais aussi qu'il serait possible que cela ne fonctionne pas vu mon dégoût de la ferme. Je l'ai rencontré une première fois pour un repas au restaurant. L'amour était déjà au rendez-vous, un coup de foudre direct au cœur. Je ne lui parle pas de mes craintes et de mon aversion de la ferme. Pas tout de suite du moins. J'attends de voir comment les choses vont se placer lorsque je me rendrai directement chez lui. Je savais très bien que la prochaine rencontre aurait lieu sur ses terres et que j'irais visiter sa ferme. J'avais mal au ventre, mais la foudre avait frappé si fort. Et voilà que la seconde rencontre se déroule vraiment à la ferme. On se dirige tranquillement vers l'étable. J'ai des frissons. J'ai la chienne ! Peur de mal réagir en entrant. Peur que les symptômes intestinaux recommencent. Nous y voilà, à l'intérieur ! À mon grand étonnement, je réagis bien. La ferme est si belle. Je suis bouche bée. C'est impeccable. Les animaux sont paisibles. Je m'approche d'une vache toujours en craignant les symptômes, mais rien ne se passe. Juste de la belle douceur entre nous. C'est incroyable ! Je souris et je suis si heureuse du déroulement. Surprise de voir que cela est encore possible.

J'ai compris, ce jour-là, qu'une passion ne s'éteint jamais totalement. L'étincelle demeure toujours au fond de nous. Il s'agit de rallumer la flamme pour que la source de notre intérêt remonte à la surface à la vitesse grand V. Mon beau-frère m'a encouragée en me disant : « Marie, cette situation est bien différente de ton ancien lieu de travail. C'est positif et non négatif. Ça fonctionnera ! »

ON RÉCOLTE CE QUE L'ON AIME VRAIMENT

À la fin de mes études en gestion de commerce, j'étais toujours employée par la « grosse boîte à numéro ». Je savais que réintégrer un poste qui n'était pas en agriculture ne serait pas du tout une bonne idée pour ma tête (mon mental), mon corps physique et mon cœur (corps émotionnel) surtout. Il faut savoir écouter, même quand il y a trop de bruit en soi. Plus rien ne me retenait à cet endroit ; ni même la permanence, ni même l'ancienneté de plus de 14 ans, ni même les avantages sociaux, ni même les vacances. J'ai pris mon courage à deux mains et j'ai démissionné avec conviction de cet emploi. On m'avait complètement éteint de A à Z. Mais au fond de moi, j'avais comme mission de repartir ce feu ardent. Maintenant, je vis librement de mes passions. J'ai effectivement fait le grand saut ! J'accompagne mon conjoint sur la ferme et j'ai démarré mon projet agricole. Je me spécialise en culture de légumes d'intérieur à l'année. Je suis certifiée en naturopathie parce que je voulais comprendre le corps physique. Je me suis formé comme consultante Nova pour bien comprendre les différentes personnalités. Ma formation en neuroscience m'a permis de comprendre ce qui se passe dans notre conscient et notre subconscient, cette partie du cerveau peu connue. Je me suis également intéressée au corps émotionnel, en y faisant une formation professorale de méditation. J'ai ajouté l'Access Consciousness afin de détendre l'humain. J'ai également fait une formation comme facilitatrice de constellation familiale pour dénouer les nœuds de l'histoire de nos ancêtres afin d'y faire couler l'amour. Et pour clore la boucle de mes bons plaisirs, j'ai la chance d'aider mon conjoint au quotidien sur la ferme. Voilà un retour aux sources des plus gratifiants pour l'être humain que je suis devenue ! Je partage maintenant avec ma clientèle l'ensemble de mes connaissances. Il est essentiel d'avoir un équilibre entre le corps physique, mental et émotionnel pour pouvoir vivre jeune et en santé longtemps. À travers cet ouvrage, vous découvrirez tous mes outils afin de mieux composer avec les événements de votre vie au quotidien. À partir des prochains chapitres, je vous dis qu'il est maintenant le temps de Goûter à la vie !

2

Autosuffisance, légumes, micropousses et aéroponie

« Ce que nous faisons à la terre, nous le faisons à nous-mêmes. »
— Marion Cotillard

C'est grâce à mon mari que j'ai pu concrétiser mon rêve de production agricole. En m'offrant la possibilité de m'installer sur sa ferme, il m'a permis de donner vie à mon projet d'autosuffisance. Cette opportunité a été un véritable tournant dans ma vie, me permettant d'explorer de nouvelles pratiques agricoles et de développer mon autonomie alimentaire.

LA NAISSANCE ET L'ÉVOLUTION DE MON PROJET AGRICOLE

J'ai débuté ce projet en 2020, en pleine pandémie de Covid-19. Cette période d'incertitude m'a poussée à repenser ma façon de vivre et à me tourner vers une production locale et durable. La crise sanitaire a mis en évidence l'importance de l'autosuffisance alimentaire et a renforcé ma détermination à cultiver mes propres légumes. C'était un défi, mais aussi une occasion unique d'apprendre et d'innover. Depuis mon plus jeune âge, j'ai toujours ressenti un lien fort avec la terre. Ce lien ne m'a jamais quittée et, au fil des ans, il est devenu une véritable passion, un mode de vie. Mon amour pour l'agriculture s'est forgé au gré des expériences passées à la ferme de ma sœur et de mon beau-frère. C'était une immersion dans un univers où le travail de la terre, le soin des animaux et la gestion d'une exploitation prenaient tout leur sens. J'ai grandi avec l'image d'une ferme où chaque geste avait une importance, où chaque décision influençait directement le bien-être des cultures et du bétail. Avec le temps, cette passion ne s'est pas éteinte, bien au contraire. Lorsque j'ai décidé de créer mon propre projet agricole, l'objectif était clair : tendre vers une autosuffisance alimentaire, en harmonie avec mes valeurs et mon mode de vie.

LES BIENFAITS DE L'AUTOSUFFISANCE ALIMENTAIRE

L'autosuffisance, c'est bien plus qu'un simple concept, c'est une philosophie. Elle permet de retrouver une indépendance face aux grandes industries agroalimentaires, de contrôler la qualité de ce que l'on mange et d'assurer une alimentation saine et équilibrée à sa famille.

J'ai commencé par de petites cultures, en apprenant à optimiser l'espace et à maximiser le rendement de mes récoltes. Rapidement, j'ai compris que cultiver ses propres aliments allait bien au-delà du simple fait de produire sa nourriture. C'était une reconnexion avec la nature, une manière de comprendre le cycle des saisons, d'apprendre à respecter la terre et de s'ancrer dans un mode de vie plus sain et plus équilibré.

Chaque légume cultivé, chaque fruit récolté devient une source de fierté et un témoignage du travail accompli. L'autosuffisance m'a également permis d'être plus résiliente face aux imprévus et aux changements de prix dans les marchés alimentaires.

AÉROPONIE ET MICROPOUSSES : MA RÉVOLUTION VERTE

Avant même de me lancer dans la culture aéroponique et les micropousses, mon tout premier projet était d'avoir une serre. J'ai toujours adoré cultiver à l'intérieur d'une serre. Il y a une atmosphère particulière, un équilibre parfait entre humidité et chaleur, une odeur enivrante de terre humide et de verdure qui me donne l'impression d'être au cœur d'un jardin luxuriant, à l'abri du monde extérieur.

Je me souviens encore de mes premières matinées passées à l'intérieur de ma serre. Assise sur une chaise Adirondack en plastique rouge, une tasse de café entre les mains, j'observais avec émerveillement la beauté de la nature en pleine croissance. Voir les jeunes pousses s'élever vers la lumière, sentir la chaleur du soleil filtrer à travers la paroi translucide et écouter le chant des oiseaux était un pur moment de bonheur. C'était un lieu de méditation, un endroit où je pouvais me recentrer et ressentir une profonde connexion avec la nature.

Les légumes poussaient bien, en parfaite harmonie avec leur environnement. La serre me permettait de débuter plus tôt et de prolonger la saison de culture, de protéger mes plantations des caprices de mère Nature et d'expérimenter de nouvelles variétés. C'était un espace de liberté et de créativité où chaque graine plantée devenait une promesse de récolte abondante. Cette expérience m'a appris que l'agriculture ne se résume pas seulement à la production alimentaire, mais aussi à un état d'esprit, une philosophie de vie où patience, observation et respect du vivant sont essentiels.

Après une année, j'ai voulu aller plus loin. J'ai ajouté à ma serre de très grands jardins afin de produire des légumes, non seulement pour nous nourrir, mais aussi afin d'en fournir pour 15 à 20 familles de la région. Mon conjoint n'y voyait jamais de problème. Il labourait une partie du terrain pour moi, me construit un kiosque pour vendre mes légumes. C'était le paradis ! J'ai fait la formation de Jean-Martin Fortier, l'Institut jardinier-maraîcher et j'ai adoré. Je ne fais jamais les choses à moitié. Avec cette formation, j'avais tous les outils nécessaires pour réussir. Mon jardin était magnifique et j'étais vraiment fière.

Mais après quelques années, j'ai vécu les pluies abondantes. Mes jardins ont été inondés ce qui a détruit une grande partie de mes cultures. J'ai eu aussi d'importants problèmes de mauvaises herbes, c'était difficile de prendre le dessus et mon conjoint n'en pouvait plus de me voir traverser ces difficultés. Un jour, il a tout labouré. Ce fut un choc pour moi qui avais travaillé si fort. Honnêtement j'ai dû faire le deuil. C'était un peu comme un échec, mais j'ai compris que cela ne faisait plus de sens, étant donné que je travaillais seule. C'était difficile physiquement et mentalement. La vie est une belle école et nous fait grandir jour après jour.

Au fil de mes recherches et de mon expérience, j'ai découvert des méthodes modernes et innovantes qui permettent de produire des aliments sains tout en optimisant l'espace et les ressources disponibles. Parmi ces méthodes, l'aéroponie et la culture de micropousses en terre ont pris une place centrale dans mon projet.

L'aéroponie est une technique qui permet aux plantes de pousser sans sol, en recevant directement les nutriments via la circulation régulière de l'eau dans la tour jardin. Cette approche offre plusieurs avantages : une consommation réduite en eau, une croissance accélérée des végétaux et une production plus propre et plus efficace.

PSSST ! Si cela t'intéresse, je vends des tours jardins ! https://universfrescas.com

En complément, la culture des micropousses, de toutes petites plantes prêtent à récolter en 10 jours, m'a permis de produire à l'intérieur, à l'année, des aliments ultra-nutritifs, riches en vitamines et en minéraux. J'aime les appeler mes bombes nutritives !

Grâce à ces nouvelles pratiques, j'ai pu allier ma passion pour l'agriculture avec une approche plus durable, écologique et sans souci de mère Nature. Ces techniques m'ont donné la possibilité de diversifier ma production et d'apporter une touche de modernité à mon projet agricole, tout en restant fidèle à mes valeurs d'autosuffisance et de respect de l'environnement.

L'IMPORTANCE DE L'AGRICULTURE POUR NOURRIR LE MONDE

Pour moi, l'agriculture est bien plus qu'un simple moyen de subsistance. C'est le pilier fondamental qui nourrit les populations et soutient les économies locales. Pourtant, au fil des années, l'industrialisation massive et l'usage intensif des pesticides ont modifié notre rapport à l'alimentation, souvent au détriment de notre santé et de notre environnement.

En prenant conscience de l'impact de nos choix alimentaires, nous pouvons participer à un changement positif, encourager des pratiques agricoles durables et soutenir les producteurs locaux qui travaillent avec passion et à la sueur de leur front pour offrir des aliments sains et nutritifs.

MANGER CONSCIEMMENT POUR VOTRE SANTÉ ET POUR L'AVENIR

Dans ce contexte, il devient crucial d'éveiller notre conscience sur l'importance de choisir nos aliments avec soin. Manger n'est pas un simple acte de consommation, c'est un engagement envers notre santé et l'environnement. Opter pour des produits biologiques, locaux et de saison permet de réduire notre exposition aux pesticides et de soutenir une agriculture respectueuse.

Lorsque nous achetons nos fruits et légumes directement auprès des producteurs locaux, nous favorisons une économie circulaire, limitons le transport des aliments et réduisons la fameuse empreinte carbone liée à notre alimentation. De plus, les aliments cultivés localement et consommés à maturité offrent une bien meilleure qualité nutritive que ceux qui traversent des milliers de kilomètres avant d'arriver dans nos assiettes sans même être mûrs.

ENCOURAGER LES PRODUCTEURS LOCAUX

Soutenir l'agriculture locale, c'est permettre à des familles d'agriculteurs de vivre dignement de leur travail, de préserver un savoir-faire ancestral et d'assurer une production alimentaire plus résiliente face aux crises. La pandémie de Covid-19 a démontré la fragilité des chaînes d'approvisionnement mondiales, rendant plus que jamais nécessaire le retour à des modèles agricoles autonomes et diversifiés. Pour l'avoir fait, il n'y a rien de facile. Je suis en mesure de vous partager comment ces producteurs peuvent travailler de longues heures, pour arriver à produire ce que vous avez dans votre assiette.

En tant que consommateurs, nous avons un pouvoir immense entre nos mains. Chaque achat est un vote pour le monde dans lequel nous souhaitons vivre. Choisir des aliments issus d'une agriculture responsable, privilégier les circuits courts et participer aux marchés fermiers sont des gestes simples qui, mis bout à bout, contribuent à un avenir plus sain et plus durable.

L'autosuffisance alimentaire que j'ai développée à travers mes cultures de légumes, mes micropousses et l'aéroponie est ma manière de répondre à ce défi. C'est une invitation à repenser notre manière de nous nourrir, à renouer avec la terre et à faire des choix éclairés pour notre bien-être et celui des générations futures. Parce que oui l'impact se fera ressentir sur nos enfants et nos petits-enfants.

3

Le corps physique

« Le médecin de l'avenir ne donnera pas de médicaments, mais intéressera ses patients à l'entretien du corps humain, à l'alimentation et à la cause et la prévention des maladies. »
— Thomas Edison

Après ma saga avec la grosse boîte à numéro, j'ai dû retrouver l'équilibre dans mon corps physique. Mon système digestif était bien loin d'être remis sur pied. J'ai découvert que l'être humain est une merveilleuse machine, un écosystème complexe où tout est interconnecté. Pourtant, dans le monde moderne, nous avons pris l'habitude de traiter nos maux comme de simples pannes mécaniques : un symptôme apparaît, on le masque avec une pilule, et on continue notre chemin. Mais au fond, est-ce vraiment la solution ? Pour moi, la réponse est claire : **c'est non**.

LA NATUROPATHIE ET L'ÉQUILIBRE DU CORPS

C'est cette prise de conscience qui m'a poussée à plonger dans l'univers de la **naturopathie holistique**, une approche qui considère l'individu dans sa globalité des corps physique, mental et émotionnel. Car, après tout, comment espérer retrouver un équilibre durable si l'on ne s'attaque pas aux causes profondes de nos déséquilibres ? Vous vous souvenez de ce que la gastroentérologue m'avait dit lors de ma colonoscopie ? Elle m'avait gentiment suggéré de régler ce qui se passait entre mes deux oreilles. Comme quoi ce qui m'affectait pouvait créer mon « mal-être » intestinal.

POURQUOI JE ME SUIS TOURNÉE VERS LA NATUROPATHIE

Mon parcours dans l'agriculture et mon amour pour la nature m'ont toujours sensibilisée à l'importance d'une alimentation saine et d'un mode de vie équilibré. Mais c'est à travers mes propres défis de santé et ceux de mes proches que j'ai véritablement compris que la médecine traditionnelle ne répondait pas toujours à nos besoins.

Je me suis souvent posé cette question : « Pourquoi traiter une douleur avec un anti-inflammatoire, si cette douleur revient toujours quelques semaines plus tard ? Pourquoi prescrire des médicaments pour des troubles digestifs, alors qu'un simple ajustement alimentaire pourrait régler le problème à la source ? »

J'ai vu des proches souffrant de maladies chroniques, ballottés d'un spécialiste à l'autre, accumulant des ordonnances sans jamais vraiment guérir. J'ai moi-même vécu des périodes où mon énergie était au plus bas, où je sentais que mon corps me lançait des signaux d'alarme que je ne comprenais pas. **C'est à ce moment-là que j'ai décidé de prendre ma santé en main, d'explorer une autre voie, celle de la naturopathie.**

Ma formation en naturopathie a été une révélation. J'ai appris à voir le corps comme un tout, à comprendre que chaque déséquilibre a une origine et qu'il est essentiel d'aller chercher cette cause profonde. C'est une approche qui demande du temps, de la patience et de la bienveillance envers soi-même, mais qui, au final, permet une amélioration durable et complète.

COMPRENDRE SON CORPS ET SES BESOINS

Notre corps est une incroyable machine, mais encore faut-il apprendre à l'écouter. Trop souvent, nous ignorons les signaux qu'il nous envoie, par exemple :

- La fatigue chronique n'est pas « normale », elle est souvent le signe d'un déséquilibre nutritionnel, hormonal ou émotionnel.
- Les douleurs articulaires ne sont pas une fatalité, elles peuvent être liées à une alimentation pro-inflammatoire.

- Les troubles digestifs répétés ne sont pas anodins, ils sont
le reflet de notre microbiote intestinal en souffrance.

Chaque symptôme est un message. Il ne faut pas simplement l'éteindre comme un voyant lumineux dans le tableau de bord d'une voiture, mais chercher à comprendre pourquoi il est apparu.

C'est là que l'approche holistique prend tout son sens. Nous ne sommes pas qu'un corps physique. Nos émotions, nos pensées et notre environnement jouent un rôle immense sur notre état de santé. Le stress chronique, par exemple, peut littéralement nous rendre malades en affaiblissant notre système immunitaire. Une alimentation déséquilibrée peut provoquer des inflammations chroniques, affectant nos articulations, notre digestion, notre peau et même notre humeur.

Lorsque l'on comprend cette connexion entre le corps, le mental et l'émotionnel, on peut agir en profondeur pour rétablir l'équilibre et retrouver une vitalité durable.

LES SOLUTIONS NATURELLES POUR UNE VIE EN SANTÉ

L'alimentation, c'est notre premier médicament. Hippocrate disait : « *Que ton aliment soit ta première médecine.* » Rien n'est plus vrai. Ce que nous mettons dans notre assiette a un impact direct sur notre santé. Une alimentation trop riche en sucres raffinés, en produits transformés et en graisses saturées encrasse notre organisme et favorise l'inflammation chronique.

Je choisis chaque jour ce qui nourrit vraiment mon corps et mon énergie. L'alimentation anti-inflammatoire, ce n'est pas une « diète » stricte, mais une façon de revenir à l'essentiel, à ce que la nature a toujours eu de meilleur à m'offrir.

- Les aliments anti-inflammatoire de base sont frais, colorés
et vivants. Beaucoup de légumes verts, des micropousses,
des fruits riches en antioxydants, des grains entiers non
transformés, des légumineuses, des noix et des graines.

- Les bons gras : l'huile d'olive, les oméga 3 des poissons sauvages, les graines de lin ou de chia… Ces gras apaisent l'inflammation et nourrissent mon cerveau.
- Les protéines de qualité : un équilibre entre la viande rouge, du poisson, du poulet fermier, des œufs, et des protéines végétales.
- Les saveurs qui améliorent la santé : curcuma, gingembre, ail, herbes fraîches… elles deviennent mes alliées au quotidien.

J'apprends aussi à réduire ce qui enflamme : le sucre raffiné, les produits industriels, les fritures, les excès de gluten ou de produits laitiers. Ce n'est pas une punition : c'est un cadeau que je me fais ! Avec cette façon de manger, je ne cherche pas juste à « éviter la maladie » ; je cherche à vivre longtemps, avec de l'énergie, de la clarté et de la légèreté. Chaque repas devient un choix conscient pour apaiser mon corps, calmer mon mental et m'ouvrir à plus de vitalité. L'alimentation anti-inflammatoire c'est une clé essentielle pour prévenir et soulager de nombreuses pathologies. Elle repose sur des éléments bien simples, mais importants :

- Privilégier les fruits et légumes frais, riches en antioxydants.
- Consommer des oméga 3 (huile d'olive, petits poissons : maquereau, anchois et sardine, graines de lin) pour leur effet protecteur. Attention, plusieurs suppléments d'oméga 3 en capsules sont souvent oxydés. Le choix d'une huile de qualité est très important. J'affectionne particulièrement le Balanceoil de Zinzino pour la qualité de son produit et pour la possibilité de faire un auto-test sanguin afin de connaître son équilibre oméga 6 — oméga 3. Si vous désirez essayer ce produit, le lien se trouve à la fin de ce livre.
- Éviter les produits ultra-transformés et les sucres raffinés qui perturbent l'organisme. Les aliments transformés contiennent des additifs alimentaires pour la conservation des aliments, pas pour conserver votre santé !

- Réduire la consommation de gluten et de produits laitiers *si on y est sensible*.
- Miser sur les épices comme le curcuma et le gingembre, de puissants anti-inflammatoires naturels.
- Réduire la consommation d'alcool, de breuvage sucré, café…

L'ALIMENTATION ANTI-INFLAMMATOIRE, UNE CLÉ POUR LA SANTÉ

De nombreuses recherches ont démontré qu'une alimentation anti-inflammatoire pouvait aider à réduire l'inflammation chronique dans le corps, une condition associée à des maladies comme le diabète, l'obésité, les maladies cardiaques et certains cancers. Mais au-delà des maladies, l'alimentation anti-inflammatoire favorise aussi un meilleur équilibre hormonal, une digestion plus fluide, une plus grande énergie et un bien-être général.

J'ai envie de vous parler des bienfaits de cette alimentation, vous faire découvrir des idées pour l'intégrer dans votre quotidien et vous offrir un exemple de menu d'une journée avec quelques recettes et une liste d'épicerie pour faciliter la transition vers une alimentation plus saine et équilibrée. C'est ce que je propose à ma clientèle en naturopathie.

LES BIENFAITS D'UNE ALIMENTATION ANTI-INFLAMMATOIRE

L'inflammation est une réponse naturelle du corps pour se défendre contre les agressions extérieures, comme une infection ou une blessure. Cependant, lorsque cette inflammation devient chronique, elle crée un terrain propice aux maladies et accélère le vieillissement cellulaire. Adopter une alimentation anti-inflammatoire signifie privilégier des aliments naturels et nutritifs tout en limitant ceux qui favorisent l'inflammation.

La réduction du risque de maladies chroniques est importante. Des études ont démontré qu'une alimentation riche en antioxydants et en nutriments pouvait diminuer les marqueurs de l'inflammation et prévenir les maladies cardiovasculaires, le diabète de type 2 et même certains cancers.

Les bienfaits

1. L'amélioration de la digestion est ressentie. Les aliments riches en fibres, en probiotiques et en enzymes naturels soutiennent la santé intestinale, favorisant ainsi une meilleure absorption des nutriments et un système immunitaire renforcé.

2. L'équilibre hormonal et une meilleure gestion du poids fait aussi partie de ses bienfaits. Certains aliments anti-inflammatoires aident à stabiliser les niveaux d'insuline et à éviter une élévation de la glycémie dans le sang, réduisant ainsi les envies de sucre et facilitant la gestion du poids.

3. Le soutien du cerveau et de la mémoire, un incontournable. Les bonnes graisses, comme celles contenues dans les avocats et les noix, nourrissent le cerveau et favorisent la clarté mentale, aidant ainsi à réduire le risque de maladies neurodégénératives comme l'Alzheimer. Il est important d'ajouter de bons oméga 3 dans son alimentation. J'ai nommé précédemment le Balanceoil, un produit de qualité que j'affectionne particulièrement.

En d'autres mots, l'alimentation anti-inflammatoire ne nourrit pas la maladie, elle nourrit chacune de vos cellules pour être en santé.

ALIMENTS À PRIVILÉGIER ET À ÉVITER

Les aliments à privilégier

- Fruits et légumes frais : ils sont riches en antioxydants, en fibres et en vitamines essentielles pour lutter contre l'inflammation.
- Grains entiers : quinoa, sarrasin, avoine et riz complet fournissent des fibres et des nutriments.

- Protéines maigres : poisson, petits poissons (sardine) volaille, tofu, tempeh, légumineuses, œufs, bœuf alimenté à l'herbe.
- Bonnes graisses : huile d'olive extra-vierge pressée à froid, avocat, noix, graines de lin et de chia.
- Épices anti-inflammatoires : curcuma, gingembre, cannelle, ail, poivre noir, piment de Cayenne, romarin et la cardamome.
- Boissons hydratantes : eau, tisanes, thé vert, bouillons maison et eau citronnée.

Les aliments à éviter
- Sucres raffinés : boissons gazeuses, pâtisseries industrielles, bonbons, jus, etc.
- Farines blanchies et produits ultra-transformés : pain blanc, céréales sucrées, biscuits industriels.
- Graisses saturées et trans : fritures, margarine, charcuteries transformées.
- Viandes rouges en grande quantité : sachez qu'elle n'est pas interdite. C'est seulement que nous avons l'habitude d'en consommer en trop grande quantité. La volaille ou le poisson sont de bonnes alternatives.

Voici un exemple d'une journée avec un menu anti-inflammatoire :
Déjeuner : Smoothie anti-inflammatoire (lait d'amande, épinards, banane, graines de chia, curcuma, gingembre, citron).
Diner : Salade de quinoa, pois chiches, avocat, tomates cerises, roquette, vinaigrette citron huile d'olive. Vous pouvez ajouter un petit poisson comme la sardine.
Souper : Saumon grillé au curcuma et citron, légumes rôtis (courgettes, poivrons, patate douce).

RECETTE SMOOTHIE ANTI-INFLAMMATOIRE

Ingrédients

- 250 ml de lait végétal
- 1 poignée d'épinards
- 1 banane
- 1 cuillère à café de curcuma
- 1 morceau de gingembre frais
- 1 cuillère à soupe de graines de chia
- Jus d'un demi-citron

Préparation

1. Mélanger tous les ingrédients jusqu'à l'obtention d'une texture lisse.
2. Déguster immédiatement.

RECETTE SAUMON AU CURCUMA ET CITRON

Ingrédients

- 2 filets de saumon
- 1 cuillère à café de curcuma
- 1 citron
- 1 cuillère à soupe d'huile d'olive
- Sel et poivre

Préparation

1. Cuire à la vapeur
2. Placer les filets de saumon dans le contenant de l'étuveuse.
3. Arroser de jus de citron, saupoudrer de curcuma, saler et poivrer.
4. Cuisson vapeur 20-24 minutes.

Faire une liste d'épicerie peut aider lorsqu'on débute :

Fruits et légumes

- Bananes, framboises, bleuets, fraises, citrons
- Épinards, roquette, micropousses, brocolis, patates douces
- Tomates cerises, concombres, courgettes, poivrons
- Avocats, ail, gingembre

Protéines
- Saumon, crevettes, filets de truite, filets de saumon, sardines
- Poulet, volaille
- Légumineuses (pois chiches, lentilles, haricots noirs, fèves rouges)
- œufs

Grains
- Quinoa, riz entier, sarrasin, flocons d'avoine (pas minute)
- Graines de lin, de chia, de tournesol, de citrouille

L'alimentation anti-inflammatoire n'est pas une simple tendance, mais un mode de vie qui peut transformer votre bien-être sur le long terme. En intégrant cette alimentation dans votre quotidien, vous donnez à votre corps les outils pour fonctionner de manière optimale, prévenir les maladies et retrouver une énergie durable.

Faites-en une habitude et observez les changements positifs sur votre corps physique et mental. Pour avoir moi-même testé ce mode alimentaire, je vous confirme avoir ressenti une énergie nouvelle, une clarté d'esprit et un bien-être digestif que je n'avais jamais connus auparavant. Je vous invite à essayer l'alimentation anti-inflammatoire. J'ai créé une formation en ligne sur ce sujet : Le Reset Intégral. Vous retrouverez le lien à la fin de ce livre si vous êtes intéressés.

COMMENT MANGER EN PLEINE CONSCIENCE

Adopter une alimentation anti-inflammatoire, ce n'est pas seulement choisir les bons aliments, c'est aussi apprendre à manger différemment.

Comment optimiser la digestion et savourer pleinement chaque repas, ce fut l'un de mes premiers défis personnels !
- Prenez le temps de respirer entre chaque bouchée.
- Mâchez lentement (comptez jusqu'à 30 ou 50 fois par bouchée).
- Posez votre fourchette entre chaque bouchée.
- Faites une pause à la mi-repas pour évaluer votre satiété.

- Mangez à table, sans distraction (évitez la télévision et les téléphones).
- Écoutez vos signaux de faim et de satiété, arrêtez-vous lorsque vous êtes rassasiés.

En mangeant en pleine conscience, vous améliorez votre digestion, favorisez une meilleure absorption des nutriments et évitez la surconsommation d'aliments.

MA PRISE DE CONSCIENCE POUR L'ALIMENTATION HUMAINE

Avant même d'accompagner les humains avec leur alimentation, j'ai appris à faire les rations alimentaires pour les vaches laitières, les porcs, la volaille, etc., et vous savez quoi ? Peu importe la production animale, je devais respecter tous les besoins alimentaires de l'animal afin qu'il soit à leur santé optimale. Je devais m'assurer que l'équilibre des macros et micro-nutriments était exact : pas trop, pas trop peu. Chaque vitamine, chaque minéral, chaque source de protéine ou de fibre avait son importance. Parce qu'un déséquilibre, même petit, ça veut dire moins de performance, plus de maladies, et une espérance de vie réduite.

Et là je me suis dit : pourquoi pour l'humain, qui est bien plus en connaissance, on ne fait pas la même chose ? Les animaux reçoivent des rations précises, étudiées, équilibrées. Mais nous, les humains, on se nourrit souvent de manière complètement déséquilibrée avec des aliments qui ne nous amènent aucun nutriment ! On bourre notre assiette de produits ultra-transformés, de sucres raffinés, et d'huiles qui enflamment notre corps. On saute des repas, on surcharge notre système digestif sans réfléchir, on prend de l'alcool qui est toxique pour notre corps même si notre organisme n'en a pas du tout besoin. Encore pire, ce sont des aliments qui détruisent notre santé.

La différence est frappante : pour l'animal, la santé et la performance passent par une ration optimale et respectueuse de sa biologie. Pour l'humain, on a oublié cette logique de base. Résultat ?

Inflammations chroniques, maladies dites « de civilisation », fatigue, brouillard mental, perte d'énergie…

C'est là que l'alimentation anti-inflammatoire reprend son sens. Elle vient remettre l'humain au centre de sa biologie, exactement comme on le fait naturellement avec les animaux : offrir au corps ce dont il a besoin, ni plus, ni moins, pour qu'il puisse fonctionner à son meilleur et retrouver son équilibre naturel.

L'ALIMENTATION SELON LES GROUPES SANGUINS

Une autre facette fascinante de la nutrition est l'approche basée sur les groupes sanguins. Selon cette théorie, notre groupe sanguin influencerait notre digestion, notre métabolisme et notre réponse aux aliments.

Par exemple

- **Groupe O** : Ce sont les « chasseurs-cueilleurs », ils digèrent bien les protéines animales, mais tolèrent mal les céréales et les produits laitiers.
- **Groupe A** : Plus proches des premiers agriculteurs, ils s'épanouissent avec un régime végétarien ou riche en légumes et céréales complètes.
- **Groupe B** : Plus flexible, ce groupe supporte bien les produits laitiers et a une digestion plus robuste.
- **Groupe AB** : Un mélange des deux précédents, avec une bonne tolérance aux légumes et aux protéines maigres.

Bien que cette approche ne soit pas universellement reconnue par la science, elle a aidé de nombreuses personnes à mieux comprendre leur propre métabolisme et à adapter leur alimentation en conséquence. Quand rien ne va plus, juste de connaître notre groupe sanguin et de trouver la liste des aliments à privilégier peut aider grandement à votre état de santé. Je vous invite à identifier votre groupe sanguin, connaître la liste des aliments de ce groupe et adapter l'alimentation anti-inflammatoire à celui-ci. Vous mettez toutes les chances de votre côté pour offrir à votre corps ce dont il a réellement besoin.

LES PLANTES ET LES DIFFÉRENTES POSSIBILITÉS NATURELLES

En complément de l'alimentation, la nature nous offre une abondance de solutions pour retrouver notre équilibre. Je trouve cela fascinant.

Quelle puissance ont les plantes ?

Les plantes médicinales jouent un rôle important en naturopathie, par exemple :

- La camomille apaise le système nerveux et favorise la digestion.
- Le curcuma réduit l'inflammation et soutient le foie.
- L'ashwagandha aide à gérer le stress et équilibre les hormones.
- Le chardon-Marie protège le foie des toxines et favorise la détoxification.

Ce ne sont là que quelques exemples ! La liste est quasi infinie ! Ces trésors naturels, utilisés depuis le début des temps, nous permettent d'agir en douceur sur notre bien-être, sans les effets secondaires des traitements conventionnels. La nature nous offre tout ce dont nous avons besoin pour prendre soin de notre corps physique et mental. Depuis des millénaires, les plantes médicinales sont utilisées dans différentes traditions pour rétablir l'équilibre, apaiser les maux et renforcer l'organisme.

Ce qui me fascine le plus, c'est leur capacité à agir en douceur, en travaillant sur les causes profondes des déséquilibres plutôt que de masquer temporairement les symptômes. Chaque plante a ses propriétés uniques, et l'important est d'apprendre à les utiliser avec discernement pour qu'elles deviennent de véritables alliées de votre santé.

LES PLANTES PHARES POUR L'ÉQUILIBRE DU CORPS ET DE L'ESPRIT

La camomille : l'alliée du système nerveux et digestif

Bien plus qu'une simple tisane du soir, la camomille possède des propriétés anti-inflammatoires, antispasmodiques et relaxantes. Elle est idéale pour calmer les troubles digestifs liés au stress, comme les ballonnements ou l'acidité gastrique. Elle favorise aussi un sommeil réparateur et apaise les tensions nerveuses.

Comment l'utiliser ? Une infusion de camomille 30 minutes avant le coucher pour un sommeil paisible ou après un repas copieux pour faciliter la digestion.

Le curcuma : le super anti-inflammatoire

L'étoile de l'alimentation anti-inflammatoire, le curcuma contient de la curcumine, un puissant antioxydant qui combat les inflammations chroniques et protège le foie. Il est particulièrement bénéfique pour les douleurs articulaires, la digestion et l'équilibre du système immunitaire.

Comment l'utiliser ? Intégré dans les plats (avec du poivre noir pour une meilleure absorption. Je l'ajoute à mes jus pressés à froid et à mon cacao pur à 100 %. Vous pouvez le presser à froid et vous faire des « shots » qui boost le système.

L'ashwagandha : l'antistress naturel

Utilisé en médecine ayurvédique, l'ashwagandha est une plante adaptogène, ce qui signifie qu'elle aide le corps à mieux gérer le stress en équilibrant le système nerveux. Elle est aussi reconnue pour améliorer la concentration et favoriser un sommeil profond. J'aime beaucoup cette plante.

Comment l'utiliser ? En cure ou en gélules, particulièrement en période de fatigue intense ou de stress chronique.

Le chardon-Marie : le protecteur du foie

Notre foie est un organe clé pour notre santé globale. Il filtre les toxines, régule le métabolisme et participe à l'équilibre hormonal. Mais, avec notre mode de vie moderne, il est souvent surchargé. Le chardon-Marie aide à sa régénération et soutient son bon fonctionnement.

Comment l'utiliser ? En infusion ou sous forme de complément pour accompagner une cure détox.

Le gingembre : dynamisant et digestif

Le gingembre est une plante aux mille vertus : anti-inflammatoire, stimulant digestif, énergisant et même aphrodisiaque ! Il est excellent pour relancer la circulation sanguine et booster l'immunité. Lui... j'en mets partout !

Comment l'utiliser ? Frais en infusion avec du citron et du miel, ou râpé dans les plats pour une touche épicée et bienfaisante.

La mélisse : pour calmer l'esprit

Parfaite pour les personnes sujettes à l'anxiété ou aux insomnies, la mélisse possède des effets relaxants qui favorisent un bon sommeil et réduisent le stress. Elle est aussi excellente pour calmer les tensions digestives.

Comment l'utiliser ? En infusion le soir ou sous forme d'huile essentielle en massage sur les poignets pour un effet apaisant immédiat.

Il est très important de consulter un naturopathe ou un professionnel dans ce domaine avant d'utiliser les plantes. Bien que les plantes médicinales soient naturelles, cela ne signifie pas qu'elles sont sans danger pour tout le monde. Certaines plantes peuvent interagir avec des médicaments, être contre-indiquées en cas de grossesse ou avoir des effets indésirables si elles sont mal utilisées.

Un exemple : le millepertuis, souvent utilisé pour lutter contre la dépression légère, peut réduire l'efficacité de certains médicaments, notamment la pilule contraceptive et les anticoagulants. De même, le curcuma, pourtant reconnu pour ses bienfaits anti-inflammatoires, peut fluidifier le sang et poser un problème chez les personnes sous traitement anticoagulant. J'aime dire que la pharmacie de la nature est la plus puissante.

C'est pourquoi il est essentiel de consulter un naturopathe avant d'intégrer une nouvelle plante dans votre routine.

Un professionnel pourra : identifier les plantes adaptées à votre situation. Vérifier les possibles interactions avec votre traitement médical. Définir les bonnes doses et la meilleure forme d'utilisation (infusion, teinture ou en comprimé).

Chaque personne est unique, et une plante qui convient à une personne peut ne pas être adaptée à une autre. La naturopathie ne repose pas sur des recettes toutes faites, mais sur une approche personnalisée qui prend en compte votre terrain, votre mode de vie et vos besoins spécifiques.

COMMENT INTÉGRER LES PLANTES DANS SON QUOTIDIEN ?

L'intégration des plantes médicinales ne nécessite pas de tout changer du jour au lendemain. Il suffit d'adopter quelques habitudes simples.

Infusions et tisanes : une à deux tasses par jour selon les besoins. Par exemple, camomille ou mélisse le soir pour favoriser le sommeil, gingembre ou curcuma le matin pour dynamiser le corps.

Épices et superaliments : ajouter du curcuma, du gingembre, de la cannelle ou de l'ail dans les repas.

Huiles essentielles : appliquées en massage (diluées dans une huile végétale) ou en diffusion, certaines huiles comme la lavande ou la menthe poivrée ont des effets relaxants et thérapeutiques puissants.

Compléments naturels : pour certaines plantes comme l'ashwagandha ou le chardon-Marie, une cure sous forme de gélules peut être intéressante, notamment lors des périodes de stress ou de fatigue.

UNE APPROCHE HOLISTIQUE POUR UNE SANTÉ DURABLE

Ce qui est magique avec les plantes, c'est qu'elles agissent sur les 3 corps : physique, mental et émotionnel. Elles nous rappellent que la santé ne se limite pas à l'absence de maladie, mais qu'elle repose sur un équilibre global entre ce que l'on mange, ce que l'on ressent et la manière dont on prend soin de soi.

En adoptant une approche holistique, où l'on considère le corps comme un tout, on réalise que chaque petit geste compte. Prendre une infusion après une journée stressante, ajouter du curcuma dans ses plats, prendre un bain avec quelques gouttes d'huile essentielle de lavande…

Ce sont de petits rituels simples, mais puissants, qui participent à notre bien-être jour après jour.

Et surtout, cette approche nous redonne du pouvoir sur notre santé. Elle nous invite à ne plus subir nos maux négativement, mais à devenir acteurs de notre bien-être, avec des outils naturels et respectueux de notre corps.

Parce qu'après tout, notre santé est notre bien le plus précieux, et il ne tient qu'à nous d'en prendre soin avec douceur et intelligence.

4

Le corps mental

*« La vie intérieure ne débute pour chacun que lorsqu'il
a acquis le courage de s'y aventurer. »*
— Carl Gustav Jung

Nous passons une grande partie de notre vie à essayer de nous comprendre, à chercher ce qui nous anime, ce qui nous différencie des autres et ce qui nous fait vibrer. Pourtant, il arrive souvent que nous avancions à tâtons, en nous conformant aux attentes extérieures, en nous adaptant aux circonstances, sans jamais vraiment mettre le doigt sur qui nous sommes réellement.

LE PROFIL NOVA ET LA DÉCOUVERTE DE SOI
Le jour où j'ai découvert le **Profil Nova**, tout a changé. Cet outil m'a permis de mettre des mots sur mon fonctionnement, de mieux comprendre mes réactions, mes forces, mes défis et surtout, de me reconnecter avec ma véritable nature.

MON EXPÉRIENCE AVEC LE PROFIL NOVA
J'ai toujours été passionnée par le développement personnel, mais je n'avais jamais eu d'outil aussi puissant et précis pour me donner une lecture claire de mon propre fonctionnement.

Le Profil Nova est un test psychométrique qui analyse plusieurs dimensions de notre personnalité.

- Nos préférences comportementales (basées sur la méthode DISC).
- Nos motivations profondes (ce qui nous pousse à agir).
- Notre mode de pensée (rationnel, intuitif, stratégique…).

Lorsque j'ai fait mon propre profil, j'ai ressenti un mélange de surprises et de révélations. J'ai découvert que certains aspects de ma personnalité que je voyais comme des faiblesses étaient en réalité des grandes forces, à condition de savoir les utiliser correctement.

CE QUE MON PROFIL PERSONNEL RÉVÈLE SUR MOI

Pour commencer, William Marston a observé que nos comportements dépendent de la perception de l'environnement qui est favorable ou hostile. Et notre manière d'agir soit de façon active (agir, influencer) ou passive (analyser, observer).

En croisant ces deux axes, il a défini 4 styles principaux, le DISC :

Dominance (D) Rouge

- Axé sur les résultats, la performance, le contrôle.
- Les traits : direct, compétitif, décideur, aime relever des défis.
- Environnement perçu : hostile, qui agit de manière active.
- Clin d'œil : Je compare le rouge à la Ferrari, une voiture qui roule vite et qui a un seul but arriver le premier, est devant et performant.

Influence (I) Jaune

- Axé sur les relations, la communication, l'enthousiasme.
- Les traits : charismatique, persuasif, optimiste, aime convaincre.
- Environnement perçu : favorable, il agit de manière active.
- Clin d'œil : Je le compare à un Jeep décapotable jaune, le conducteur a ses amis dans le Jeep, la musique à tue-tête, c'est la fête !

Stabilité (S) Vert

- Axé sur l'harmonie, la coopération, la sécurité.
- Les traits : calme, loyal, patient, bon joueur d'équipe.
- Environnement perçu : favorable, il agit de manière plus posée/passive.

- Clin d'œil : Je le compare à un Westfalia, ne roule pas trop vite, est plutôt calme.

Conformité (C) Bleu

- Axé sur les règles, la qualité, la précision.
- Les traits analytique, méthodique, prudent, ils aiment la structure.
- Environnement perçu hostile, il agit de manière plus posée/passive.
- Clin d'œil : Je le compare à une Tesla, avec son grand GPS afin suivre la route, au kilomètre prêt. Il est organisé et posé.

Le DISC n'est pas un test d'intelligence ni de valeur. C'est un outil pour comprendre son propre style comportemental, mieux communiquer avec les autres et adapter sa manière d'interagir selon son environnement. Chaque personne possède un mélange unique de ces 4 styles, avec un style dominant.

Je vous partage mon résultat personnel.

Jaune (96 %) : communicative, enthousiaste, inspirante. J'aime partager, motiver et transmettre de l'énergie autour de moi.

Bleu (57 %) : logique et structurée. J'aime approfondir, organiser et analyser.

Vert (50 %) : empathique et bienveillante. Je suis à l'écoute et j'accorde une grande importance aux relations humaines.

Rouge (29 %) : moins tournée vers la prise de contrôle et la compétition, je préfère motiver les autres plutôt que d'imposer ma vision.

Ce profil m'a permis de mieux comprendre pourquoi je me sentais dans mon élément lorsque j'étais en interaction avec les autres, que ce soit en coaching, en accompagnement ou en formation. Je suis faite pour inspirer, transmettre et aider les autres à se transformer.

Mais il m'a aussi permis d'identifier mes défis : mon enthousiasme peut parfois me faire partir dans trop de directions en même temps (mon jaune dominant), et ma nature empathique peut me pousser à trop donner aux autres sans toujours penser à moi (mon vert équilibré). Heureusement, le bleu vient équilibrer et structurer ma vie en général.

MIEUX SE CONNAÎTRE POUR MIEUX AVANCER

On dit souvent que la connaissance de soi est le début de la sagesse, et je ne peux qu'être d'accord avec cela. Lorsque l'on comprend nos forces et nos zones de défis, on peut prendre de meilleures décisions, alignées avec qui nous sommes. On peut arrêter de se comparer aux autres et assumer pleinement qui nous sommes. Accepter nos imperfections et apprendre à travailler avec elles, plutôt que d'être contre elles.

Avant de découvrir le Profil Nova, je fonctionnais souvent en mode automatique, en répondant aux attentes extérieures sans toujours me poser la question : *Est-ce que cela me correspond vraiment ?* Grâce à cette prise de conscience, j'ai appris à mieux gérer mon énergie, à dire non à ce qui ne me convient pas et à m'investir pleinement dans les projets qui résonnent avec mes valeurs.

Ce travail sur moi-même m'a également permis de mieux comprendre mes besoins émotionnels et mentaux. J'ai pris conscience que mon bien-être passait par un équilibre entre action et introspection, entre engagement et ressourcement (du rouge au bleu et du jaune au vert).

L'IMPACT SUR MES RELATIONS ET MA MISSION DE VIE

Se comprendre soi-même, c'est déjà une transformation puissante en soi. Mais ce qui est encore plus fascinant, c'est l'impact que cette connaissance a sur nos relations avec les autres et la compréhension des autres.

L'utilisation du Profil Nova en entreprise m'a permis de mieux guider les équipes. Mon expérience avec ce test psychométrique m'a rapidement confirmé qu'il ne servait pas seulement à mieux se connaître individuellement, mais qu'il pouvait aussi transformer des équipes entières.

J'ai eu l'occasion de travailler avec une entreprise où j'ai fait passer le Profil Nova à tous les membres d'une équipe dirigeante. Chacun a découvert son profil, et nous avons ensuite comparé les résultats pour mieux comprendre les dynamiques au sein du groupe.

Nous avons observé que certains dirigeants avaient une dominance rouge (action, leadership rapide, décisions tranchées), tandis que d'autres étaient plutôt bleus (analyse, rigueur, prise de recul). Certains privilégiaient l'harmonie et la collaboration (vert), tandis que d'autres étaient plutôt dans l'enthousiasme et la communication (jaune). Des tensions qui existaient auparavant ont commencé à faire sens ; ce n'était pas un problème de compétence, mais une question de perception et de mode de fonctionnement différent.

À travers des exercices et mises en situation, j'ai aidé l'équipe à mieux se comprendre eux-mêmes et à identifier leurs forces et leurs défis individuels.

Le résultat ? Une équipe plus unie, plus efficace et plus harmonieuse, où chacun a appris à valoriser les compétences de l'autre au lieu de s'en méfier. Et tout cela a été fait dans un grand respect. Voici comment résumer les bénéfices :

- Comprendre les collègues : voir les complémentarités plutôt que les différences.
- Optimiser la communication : apprendre à adapter leur façon de s'exprimer en fonction des autres profils.
- Travailler ensemble de manière plus efficace : mettre à profit les forces de chacun au lieu de résister aux différences.

Le Profil Nova ne sert pas qu'en entreprise, c'est un outil incroyable pour toutes les sphères de la vie. Au travail, il peut aider à mieux comprendre ses collègues, éviter les conflits et renforcer le travail d'équipe. Dans le couple, il permet d'apprendre à mieux communiquer et éviter les incompréhensions liées aux différences de personnalité. Et je vous le dis, avec les profils de couple, j'ai vu des mariages qui étaient sur le point d'éclater et, suite à l'étude du profil, le couple a été sauvé. Pour les jeunes et les adolescents, c'est un outil ultime et formidable pour les aider à mieux se connaître, et à choisir un parcours scolaire aligné avec leurs forces, et gagner une confiance en eux. Et finalement la famille, pour comprendre les dynamiques familiales et améliorer la communication entre parents et enfants.

J'aime tellement cet outil que je l'utilise presque dans tous mes accompagnements, que ce soit pour mes clients en individuel, en couple, en entreprise ou pour des jeunes qui sont complètement perdus. C'est un beau cadeau que l'on se fait à soi-même. C'est comme un mode d'emploi de notre personnalité, qui nous aide à mieux vivre, à mieux interagir et à mieux avancer.

SE CONNAÎTRE, C'EST S'ACCEPTER ET ÉVOLUER

Si je devais retenir une seule chose de mon expérience avec le Profil Nova, ce serait ceci : nous avons tous un trésor en nous, encore faut-il apprendre à le découvrir et à l'exploiter. En comprenant qui nous sommes réellement, nous arrêtons de lutter contre nous-mêmes et nous nous donnons la permission de vivre pleinement, en accord avec nos besoins et nos aspirations profondes. Se connaître, c'est s'aimer. Se comprendre, c'est mieux avancer. S'accepter, c'est se libérer. Aujourd'hui, j'accompagne à mon tour les gens dans la découverte de leur propre fonctionnement, pour qu'ils puissent, eux aussi, trouver leur place et rayonner pleinement.

L'IMPORTANCE DE L'ALCHIMIE RELATIONNELLE

Voici la définition de l'alchimie relationnelle : L'alchimie relationnelle **est l'art de** transformer la qualité d'une relation, qu'elle soit personnelle, familiale ou professionnelle, en opérant un processus de conscience, de communication et de transformation intérieure. Inspirée de la métaphore de l'alchimie qui transmute le plomb en or elle repose sur l'idée que les tensions, blessures ou incompréhensions peuvent devenir des leviers d'évolution et de croissance mutuelle. Sachez qu'avec le Profil Nova, il est d'autant plus facile de comprendre ceci.

L'alchimie relationnelle implique :

Une présence consciente afin d'accueillir l'autre tel qu'il est, sans jugement, en étant attentif à ses émotions et à ses besoins autant qu'aux siens. Une écoute active et empathique pour comprendre ce qui se joue derrière les mots, les silences et les comportements. Une transformation intérieure afin d'améliorer ses réactions automatiques (colère, défense, retrait) en réponses conscientes, afin de créer un espace de dialogue et d'harmonie. Une co-création pour bâtir ensemble un lien plus authentique, nourri par la compréhension, le respect mutuel et la reconnaissance des différences.

Voici un exemple concret :

Imaginez deux substances identiques, si on les mélange, le résultat ne change pas. Mais si on mélange deux substances différentes... il se passe quelque chose ! Parfois, c'est harmonieux... mais parfois, c'est explosif.

Nos relations, c'est exactement la même chose, un mélange constant de différences. Parfois, elles créent des moments d'excitation, de joie, de connexions profondes. D'autres fois, elles déclenchent des tensions, des malentendus, voire des blessures. Et ce qui est fascinant, c'est que ces différences peuvent soit nous séparer, soit nous transformer... si et seulement si on sait comment travailler avec elles.

L'alchimie relationnelle se voit dans ces moments où on peut aimer quelqu'un profondément... et en même temps ressentir de la colère ou de la frustration. On peut passer d'un extrême à l'autre, du rire aux larmes, du calme à la tempête... en une journée. Pourquoi ? Parce que les gens autour de nous sont comme des miroirs. Ils reflètent souvent des parts de nous-mêmes qu'on ne veut pas voir. Alors, au lieu de nous occuper de notre monde intérieur, on projette nos inconforts sur les autres autour. La première clé, c'est d'arrêter de pointer le doigt vers l'extérieur et d'oser regarder à l'intérieur de nous.

TROUVER LA SYNERGIE DANS LES TENSIONS

Beaucoup pensent que s'ils ne s'entendent pas avec quelqu'un, c'est que cette relation est toxique. Mais ce n'est pas toujours vrai. Parfois, cette tension est une opportunité d'évolution. Le secret, c'est de changer de position afin de passer de la réaction à l'observation.

Prendre de la hauteur permet d'adopter un point de vue plus large. Pour vous faire une image, je dis souvent à mes clients : « Vous savez ce que c'est une bouse de vache ? Eh bien imaginez-vous que vous ayez le visage tout près. Qu'est-ce que vous voyez ? À part la couleur brune et que cela sent mauvais, on y voit que du négatif. Par ailleurs, quand on prend de la hauteur cela nous permet de voir toutes les fleurs qui poussent autour. » Avouons que l'image est bien plus belle. Quand on maîtrise l'énergie des opposés, on peut les harmoniser au lieu de nourrir le conflit. C'est un art. Un peu comme un chef d'orchestre qui sait utiliser tous les instruments, même ceux qui semblent dissonants, pour créer une mélodie.

LA PURIFICATION EST UN PASSAGE OBLIGATOIRE

Les conflits viennent souvent de nos impuretés intérieures : blessures non libérées, croyances limitantes, émotions refoulées. Alors pour créer une belle alchimie, il faut se purifier. Ça peut passer par : la méditation, la constellation familiale, des techniques énergétiques, des moments de solitude consciente, un travail thérapeutique ou introspectif. Quand on se nettoie intérieurement, on devient plus intègre, plus équilibré… et on sécrète naturellement plus de dopamine et d'ocytocine, les hormones de la connexion et du plaisir. C'est là que la magie opère ; les relations deviennent plus fluides, plus nourrissantes… et elles révèlent le meilleur de nous-mêmes.

LA SPAGYRIE RELATIONNELLE

Le mot spagyrie vient de Paracelse, un physicien et alchimiste. Il signifie « Spa » séparer « Gyrie » rassembler. Dans les relations, ça veut dire qu'il faut parfois prendre du recul, se séparer momentanément, pour retrouver sa clarté intérieure. C'est dans cet espace que l'on peut mettre à jour nos vérités intérieures, guérir les distorsions qui bloquent notre authenticité et enfin revenir dans la relation avec plus de justesse. Mais si les mêmes problèmes reviennent ? Si les tensions reviennent, c'est une invitation à faire face au moment présent et à se demander : est-ce que cette relation est alignée avec mes valeurs ?

Qu'est-ce que je nourris réellement dans cette dynamique ? Cela demande de l'introspection, du lâcher-prise et parfois des outils comme le Profil Nova ou les constellations relationnelles systémiques pour mettre en lumière les dynamiques invisibles.

Le but ultime c'est de transformer le plomb en or. L'objectif de l'alchimie relationnelle, c'est de créer des relations qui se complètent à tous les niveaux : physique, émotionnel, mental et spirituel. Et pour ça, il faut accepter le voyage, avec ses zones d'ombre et ses zones de lumière. Ça demande de la persévérance et de la détermination, parce que la vie n'est pas un long fleuve tranquille. Et aujourd'hui, avec notre attention limitée et notre culture du résultat immédiat, beaucoup abandonnent avant même d'avoir découvert l'or qui les attendait. L'alchimie relationnelle ne cherche pas seulement à « résoudre » des conflits ou à « améliorer » une communication : elle invite à utiliser chaque interaction, même difficile, comme une opportunité de croissance personnelle et commune. Alors aujourd'hui, je vous invite à vous demander : quelle relation, dans ma vie, pourrait se transformer en or… si je changeais ma perception ?

LES NEUROSCIENCES AU SERVICE DU BIEN-ÊTRE

Depuis toujours, je suis captivée par le fonctionnement du cerveau. Comprendre comment nos pensées, nos émotions et nos comportements sont influencés par notre biologie a été une véritable révélation pour moi.

Pendant longtemps, je me suis posé la question : « Pourquoi certaines personnes parviennent-elles à se dépasser alors que d'autres restent bloquées dans des schémas négatifs ? » Ou, « Pourquoi avons-nous parfois l'impression de saboter notre propre réussite, même lorsque nous avons toutes les cartes en main ? »

Je voulais savoir comment fonctionne notre subconscient, et surtout, comment l'utiliser à notre avantage pour créer une vie plus joyeuse. Lorsque j'ai découvert les neurosciences, j'ai eu l'impression d'avoir trouvé un mode d'emploi du cerveau humain. J'étais fascinée ! J'ai compris que notre cerveau est un outil incroyablement puissant, capable d'évoluer tout au long de notre vie. Mieux encore, j'ai découvert que nous pouvions modifier nos schémas de pensée, reprogrammer notre subconscient et utiliser la neuroplasticité pour transformer notre quotidien. Cette prise de conscience a changé ma propre vie, mais aussi ma manière d'accompagner mes clients. Aujourd'hui, j'intègre ces connaissances dans toutes mes approches, que ce soit en naturopathie, en coaching ou en développement personnel. Comprendre le cerveau, c'est reprendre le pouvoir sur sa vie. Et c'est exactement ce que j'aide mes clients à faire : rééduquer leur subconscient pour atteindre leur plein potentiel. Notre cerveau est sans doute l'organe le plus mystérieux et impressionnant de notre corps. Véritable chef d'orchestre de notre existence, il régule nos émotions, nos pensées, nos comportements et même notre santé physique. Pendant longtemps, on a cru que le cerveau était une structure figée, incapable d'évoluer après l'enfance. Mais aujourd'hui, grâce aux recherches en neurosciences, nous savons qu'il possède une incroyable capacité d'adaptation et de transformation. Comprendre le fonctionnement du cerveau, c'est reprendre le pouvoir sur sa vie, car nous avons tous et toutes la possibilité de remodeler notre esprit, de nous libérer de nos schémas limitants et de créer une existence plus alignée avec nos aspirations profondes.

COMMENT LE CERVEAU INFLUENCE NOTRE QUOTIDIEN

Chaque pensée que nous avons, chaque émotion que nous ressentons et chaque décision que nous prenons sont influencées par notre **cerveau**. C'est lui qui traite les informations, analyse notre environnement et nous permet d'interagir avec le monde. Mais comment fonctionne-t-il réellement ? Le cerveau est composé de milliards de neurones, reliés entre eux par des synapses qui transmettent l'information sous forme de signaux électriques et chimiques. Ce réseau complexe est en constante activité, même lorsque nous dormons.

CONSCIENT VERSUS SUBCONSCIENT : LES DEUX MAÎTRES DE NOTRE ESPRIT

Notre cerveau fonctionne sur deux niveaux principaux. Le conscient, c'est la partie rationnelle de notre esprit, celle qui analyse, réfléchit et prend des décisions logiques. Il ne représente que 5 % de notre activité cérébrale. Le subconscient, c'est la partie cachée de l'iceberg, qui dirige 95 % de nos pensées, de nos comportements et de nos émotions sans que nous en ayons conscience. Il enregistre nos expériences, nos croyances et nos automatismes depuis l'enfance. Pourquoi est-ce important ? Parce que la majorité de nos actions sont dictées par notre subconscient. Si nous avons des schémas de pensées négatives ou des croyances limitantes profondément ancrées, nous reproduirons sans cesse les mêmes erreurs, même si nous voulons consciemment changer. Quelle est la clé du changement ? Apprendre à reprogrammer notre subconscient pour créer de nouveaux automatismes positifs.

NEUROSCIENCES ET RÉPÉTITION : LA CLÉ DU CHANGEMENT DURABLE

Les recherches en neurosciences ont montré que notre cerveau fonctionne par automatismes. Il crée des chemins neuronaux qui deviennent des routes bien tracées à force d'être empruntées. Si pendant des années, nous avons pensé d'une certaine façon ou adopté un comportement précis, cela a créé un circuit neuronal fort. Par exemple, si une personne a toujours cru qu'elle « n'est pas assez bonne » ou qu'elle « ne mérite pas d'être heureuse », ce sont ces pensées qui dominent son fonctionnement. Bonne nouvelle : ces schémas ne sont pas figés. Grâce à la neuroplasticité, notre cerveau peut créer de nouveaux circuits et remplacer les anciens. Mais il y a une règle essentielle : pour créer un nouveau chemin neuronal, nous devons répéter un comportement ou une pensée plus de 90 fois avant que le cerveau l'intègre comme une nouvelle habitude naturelle. C'est pour cela que le changement demande du temps. Chaque répétition renforce le nouveau schéma, comme si on traçait un nouveau sentier dans une forêt dense. Au début, ce n'est qu'un mince passage, difficile à emprunter, mais plus on l'utilise, plus il devient une route claire et solide.

NEUROPLASTICITÉ ET TRANSFORMATION PERSONNELLE

Mais qu'est-ce que la neuroplasticité ? La neuroplasticité est l'une des découvertes les plus révolutionnaires des neurosciences modernes. Elle désigne la capacité du cerveau à se modifier et à se réorganiser tout au long de la vie, en fonction des expériences et des apprentissages. En d'autres termes, nous ne sommes pas figés dans nos schémas actuels ! Nous pouvons créer de nouvelles connexions neuronales, nous pouvons développer de nouvelles habitudes et façons de penser et nous pouvons effacer d'anciens comportements qui ne nous servent plus. Nous créons de nouveaux chemins neuronaux.

Maintenant, comment reprogrammer son cerveau pour évoluer positivement ? Le cerveau fonctionne comme un **muscle** : plus on répète une action ou une pensée, plus elle devient naturelle et automatique. Cela signifie que si nous adoptons des habitudes positives, nous pouvons reprogrammer nos schémas mentaux et transformer notre façon d'être. Voici quelques méthodes inspirées des neurosciences pour renforcer les circuits neuronaux positifs :

La visualisation : imaginez-vous atteindre vos objectifs comme si c'était déjà fait. Le cerveau ne fait pas la différence entre une expérience réelle et une expérience intensément imaginée.

L'auto-suggestion et les affirmations positives : répétez chaque jour des phrases motivantes pour reprogrammer votre subconscient. Par exemple : *« Je suis confiante et capable de réussir, je suis magnifique et rayonnante »*

La gratitude : concentrez-vous sur ce qui va bien dans votre vie, cela active les circuits neuronaux du bien-être et réduit le stress. Faites une liste de 5 choses dont vous êtes reconnaissants. Cela peut être aussi simple que : je suis en gratitude d'être en santé, je suis en gratitude d'avoir une magnifique famille, je suis en gratitude pour la maison que nous avons, je suis en gratitude pour le magnifique soleil aujourd'hui, je suis en gratitude envers mon travail.

L'apprentissage en continu : lisez, apprenez, et découvrez de nouvelles choses pour stimuler la neuroplasticité et garder votre cerveau en pleine forme.

Le changement d'habitudes : sortez de votre routine, essayez de nouvelles activités, parlez à de nouvelles personnes… Tout cela aide le cerveau à créer de nouvelles connexions neuronales.

Chaque pensée et chaque action modifient notre cerveau. Nous avons donc le pouvoir de sculpter notre esprit comme nous le souhaitons.

APPLIQUER LES NEUROSCIENCES POUR UNE VIE PLUS SEREINE

Maintenant que nous comprenons le fonctionnement du cerveau et la puissance de la neuroplasticité, comment pouvons-nous intégrer ces principes dans notre quotidien pour vivre mieux ?

1. Gérer son stress avec les neurosciences

Le stress chronique est un véritable poison pour le cerveau. Il active l'amygdale, la région cérébrale responsable de la peur et de l'anxiété, et inhibe le cortex préfrontal, qui nous aide à réfléchir calmement et à prendre de bonnes décisions.

Des solutions inspirées des neurosciences : la cohérence cardiaque, respirer lentement et profondément pour calmer l'amygdale et apaiser le système nerveux. La méditation réduit l'activité de l'amygdale et renforce le cortex préfrontal, améliorant ainsi la gestion des émotions. L'exposition au soleil et à la nature stimule la production de sérotonine et de dopamine, les neurotransmetteurs du bien-être.

2. *Booster* sa concentration et sa mémoire

Avec toutes les distractions (réseaux sociaux, notifications, multitâches), notre capacité de concentration est mise à rude épreuve. Heureusement, certaines pratiques permettent d'entraîner le cerveau à mieux se focaliser.

Conseils neuroscientifiques : pratiquer la pleine conscience, c'est-à-dire être totalement présent dans ce que l'on fait, améliore la concentration. Il est conseillé d'éliminer le « multitâche », car le cerveau n'est pas fait pour traiter plusieurs tâches à la fois. Mieux vaut se concentrer sur une seule chose. Alimenter son cerveau avec de l'oméga 3 (poissons gras, noix), des antioxydants (baies, légumes verts, huile d'olive de qualité supérieure) et des vitamines B est essentiel pour la mémoire et la concentration.

3. Améliorer son bien-être émotionnel

Nos émotions sont directement influencées par la chimie de notre cerveau. Lorsque nous sommes stressés ou anxieux, notre cerveau produit du cortisol, une hormone qui peut avoir des effets négatifs à long terme.

Voici quelques astuces neuroscientifiques pour améliorer le moral : s'entourer de positivité, car les émotions sont contagieuses. Fréquenter des personnes inspirantes renforce les circuits neuronaux du bien-être. Faire de l'exercice physique, pas nécessairement obligé que ce soit un marathon là, je parle de bouger, cela va libérer des endorphines, réduire le stress et stimuler la plasticité cérébrale. Nommer ses gratitudes est une habitude importante. Des études démontrent que noter simplement trois choses positives chaque jour améliore l'humeur et modifie la chimie du cerveau en augmentant la sérotonine.

4. Reprendre le pouvoir sur son cerveau

Les neurosciences nous offrent une véritable carte du fonctionnement de notre esprit et nous montrent que nous avons bien plus de contrôle sur notre bien-être que nous le pensons. Votre cerveau est un outil puissant, utilisez-le à votre avantage ! Prenez conscience du pouvoir de votre subconscient. Utilisez la neuroplasticité pour créer des habitudes positives. Appliquez ces principes tous les jours pour transformer votre vie. Nous avons tous le pouvoir de modéliser notre esprit pour devenir la meilleure version de nous-mêmes. Alors, quelle première action allez-vous mettre en place dès aujourd'hui pour reprogrammer votre cerveau ?

5. Le pouvoir de la pensée

Si les neurosciences m'ont révélé l'incroyable plasticité du cerveau, la découverte du pouvoir de la pensée a été une autre révélation bouleversante dans mon parcours. Pendant longtemps, je croyais que nos pensées étaient simplement des idées qui traversaient notre esprit sans réelle influence sur notre quotidien. Mais plus j'ai approfondi mes recherches, plus j'ai compris à quel point nos pensées façonnent notre réalité. Nous sommes littéralement les créateurs de notre propre vie, et tout commence dans notre esprit. En approfondissant cette exploration, j'ai découvert que nos pensées ne sont pas les seules à influencer notre existence. Il existe des lois universelles, des principes fondamentaux qui régissent le fonctionnement de l'univers et qui influencent directement nos expériences. Lorsque nous comprenons et appliquons ces lois naturelles, nous cessons de lutter contre les événements et nous apprenons à aligner notre énergie avec le flux naturel de la vie.

COMMENT MES PENSÉES ONT CHANGÉ MA VIE

Il y a quelques années, j'ai commencé à observer mes pensées avec plus d'attention. Je me suis rendu compte que certaines étaient positives, remplies d'énergie et de motivation, tandis que d'autres étaient limitantes, ancrées dans la peur ou le doute. Je me suis posée la question : « Et si ce que je croyais être vrai n'était en réalité qu'un programme mental que je pouvais reprogrammer ? »

J'ai réalisé que mes croyances limitaient mon potentiel. Par exemple, si je me répétais « Je ne suis pas capable de faire ça », mon cerveau trouvait automatiquement des raisons pour justifier cette croyance.

Mon dialogue intérieur influençait mon énergie et mes résultats. Plus je nourrissais des pensées positives et motivantes, plus j'attirais des opportunités alignées avec cette énergie.

Je pouvais changer ma réalité en changeant mes pensées. En pratiquant la gratitude, l'auto-suggestion et la visualisation, j'ai constaté des transformations incroyables dans ma vie. La clé est de comprendre que nous avons le pouvoir de choisir nos pensées.

Tout comme nous choisissons nos aliments pour nourrir notre corps, nous devons choisir nos pensées pour nourrir notre esprit et notre bien-être.

LES CROYANCES LIMITANTES ET LES LOIS UNIVERSELLES

Les croyances limitantes sont des prisons invisibles. Elles sont ces pensées profondément ancrées qui influencent nos actions, souvent sans que nous en ayons conscience. Elles viennent de notre éducation, de notre entourage, de nos expériences passées et même de la société dans laquelle nous vivons.

Voici quelques exemples de croyances limitantes que je vois souvent : « *Je ne suis pas assez compétente pour réussir.* » « *L'argent est difficile à gagner.* » « *Je ne mérite pas d'être aimé(e).* » « *C'est trop tard pour moi.* » « *Je ne suis pas faite pour être heureuse.* » Le problème ? Ces pensées influencent nos comportements et finissent par devenir une réalité auto-réalisatrice. Si je crois que je ne suis pas capable de réussir, je vais inconsciemment saboter mes propres chances. Si je crois que l'argent est difficile à obtenir, je vais inconsciemment repousser les opportunités qui pourraient améliorer ma situation financière. Si je crois que je ne mérite pas d'être aimée, je vais m'entourer de relations toxiques ou destructrices. Nos pensées créent notre réalité. Si nous voulons changer notre vie, nous devons d'abord changer nos croyances.

COMMENT REPROGRAMMER SON ESPRIT POUR ATTIRER LE POSITIF ?

Bonne nouvelle, les croyances limitantes ne sont pas définitives ! Grâce aux principes des neurosciences et à la neuroplasticité, nous pouvons reprogrammer notre cerveau et installer de nouvelles pensées plus positives et constructives comme nous l'avons vu précédemment.

Pour débuter, il faut remettre en question ses croyances. La première étape est d'apprendre à observer ses pensées et à identifier celles qui nous limitent.

Exercice : prenez une feuille et notez vos croyances sur différents aspects de votre vie (travail, amour, argent, santé). Ensuite, posez-vous ces questions :

- D'où me vient cette croyance ?
- Est-elle vraiment vraie ?
- Ai-je des preuves du contraire ?
- Que se passerait-il si je pensais l'inverse ?

Exemple : si vous pensez *« Je suis trop vieux/vieille pour apprendre quelque chose de nouveau »*, cherchez des contre-exemples. Il existe des personnes qui ont commencé une nouvelle carrière à 50 ans, qui ont appris à jouer d'un instrument à 60 ans, qui ont trouvé l'amour à 70 ans…

Clin d'œil : *Une croyance n'est pas une vérité absolue, c'est une perception. Vous avez le pouvoir de vos pensées donc de la modifier.*

Remplacez les pensées négatives par des pensées positives. Lorsqu'une croyance limitante est identifiée, il est important de la remplacer par une pensée plus positive et encourageante.

Exercice : Transformez vos croyances limitantes en croyances positives.

Exemple :

« Je ne suis pas assez compétent(e) » **Remplacez par**
« Je suis en constante progression et j'apprends chaque jour. »

« L'argent est difficile à gagner » **Remplacez par**
« L'argent circule librement et je mérite l'abondance. »

> *« Je n'ai pas de chance en amour. »* **Remplacez par**
> *« Je mérite une relation saine et épanouissante. »*

Plus vous répétez ces nouvelles croyances, plus elles deviendront naturelles pour votre cerveau.

PRATIQUER LA VISUALISATION POUR ATTIRER CE QUE L'ON DÉSIRE

La visualisation créatrice est une technique puissante utilisée par de nombreux athlètes, entrepreneurs et artistes à succès. Le principe est simple : s'imaginer en train d'atteindre ses objectifs avec le plus de détails possible. Pourquoi ça fonctionne ? Le cerveau ne fait pas la différence entre une expérience réelle et une expérience imaginée avec intensité. En visualisant régulièrement ce que vous souhaitez accomplir, vous envoyez un signal clair à votre subconscient et vous renforcez votre motivation.

Exercice : Fermez les yeux et imaginez-vous atteindre un objectif important.

- Où êtes-vous ?
- Que ressentez-vous ?
- Qui est autour de vous ?
- À quoi ressemble votre vie une fois cet objectif atteint ?

Plus cette image sera claire et détaillée, plus votre cerveau activera les circuits neuronaux qui vous aideront à transformer cette vision en réalité.

LES LOIS NATURELLES

La loi de la polarité : Tout a son opposé

Tout dans l'univers a son contraire. Comme le disait si bien Irène GrosJean, « Il ne peut y avoir de lumière sans obscurité, de chaud sans froid, de haut sans bas. » Cette loi nous enseigne que les défis et les épreuves que nous vivons ont toujours une contrepartie positive. Si nous traversons une période difficile, cela signifie qu'il existe aussi une opportunité d'apprentissage et d'évolution derrière cette expérience.

Comment l'appliquer ?

- Lorsque vous traversez un moment difficile, demandez-vous : « Quelle leçon puis-je en tirer ? »
- Transformez chaque obstacle en une opportunité d'évolution.

Si vous ressentez de la peur avant un grand changement, cela signifie que vous êtes à l'aube d'une nouvelle expansion. La peur est simplement l'autre face du courage.

La loi du rythme : Tout est cyclique

La vie fonctionne par cycles, comme les saisons, les marées ou les battements du cœur. Il y a des hauts et des bas, des périodes d'action et de repos. Nous avons souvent tendance à vouloir tout contrôler, à vouloir être constamment dans la productivité, l'énergie et la réussite. Pourtant, la loi du rythme nous rappelle que tout est en mouvement, et qu'il est naturel de traverser des phases différentes.

Comment l'appliquer ?

- Il faut comprendre que la vie suit des cycles et que les périodes de repos sont aussi importantes que les périodes d'action.
- Au lieu de lutter contre les moments de ralentissement, utilisez-les pour vous recentrer et vous régénérer.
- Il y a le haut de la vague et le creux de la vague. Apprenez à surfer la vague quand elle est haute et soyez seulement patient pour attendre la prochaine. Ce sont les plus belles qualités du surfeur, la patience et la persévérance. Tout arrive toujours à point.

Une période de doute ou de stagnation dans votre vie n'est pas une régression, mais simplement un moment nécessaire avant la prochaine montée.

La loi de la relativité : Tout dépend de la perspective

Rien n'est ni bon ni mauvais en soi, tout dépend de la manière dont on le perçoit. Cette loi nous rappelle que ce que nous vivons prend la signification que nous lui donnons. Une même situation peut être perçue comme un échec ou comme une opportunité, selon notre regard.

Comment l'appliquer ?

- Apprenez à changer votre perspective sur les événements de votre vie.
- Prenez du recul et demandez-vous : « Comment puis-je voir cette situation autrement ? »

Une rupture amoureuse peut être vécue comme une tragédie ou comme une chance de se retrouver et de grandir intérieurement. Tout est une question de perception.

La loi du genre : L'équilibre entre l'énergie masculine et féminine

Chaque être humain possède deux types d'énergie. L'harmonie vient du fait de savoir équilibrer ces deux énergies, le masculin (action, logique, structure) et le féminin (intuition, créativité, réceptivité). Trop de masculin (faire, contrôler, planifier) peut nous épuiser, tandis que trop de féminin (attendre, rêver, flotter) peut nous empêcher d'agir.

Comment l'appliquer ?

- Apprenez à équilibrer action et intuition.
- Laissez de la place à la créativité et à l'écoute intérieure, tout en prenant des actions concrètes pour avancer.

Dans un projet, il est important d'avoir une vision claire (énergie féminine) et un plan structuré pour passer à l'action (énergie masculine).

TRANSFORMER SA PENSÉE GRÂCE AUX LOIS UNIVERSELLES

Quand nous comprenons que nos pensées, nos émotions et nos expériences sont influencées par ces lois naturelles, nous arrêtons de subir la vie et nous devenons des co-créateurs conscients de notre destinée.

Au lieu de voir un obstacle comme une punition, nous comprenons qu'il fait partie d'un cycle et qu'il a un opposé positif. Au lieu de nous forcer à être productifs tout le temps, nous acceptons les périodes de repos comme essentielles à notre évolution. Au lieu de voir les événements comme « bons » ou « mauvais », nous comprenons qu'ils sont neutres et que c'est notre regard qui leur donne du sens. Quand j'ai intégré ces lois dans ma vie, tout est devenu plus fluide, plus léger, plus aligné.

VOS PENSÉES ET L'UNIVERS SONT VOS ALLIÉS

J'ai appris au fil des années que nous sommes bien plus puissants que nous le pensons. Nos pensées créent notre réalité, mais elles s'inscrivent dans un univers contrôlé par des lois précises. En comprenant ces lois, nous arrêtons de subir la vie et nous devenons des co-créateurs conscients de notre destinée. Nous avons le pouvoir de reprogrammer notre esprit et de créer une réalité plus alignée avec nos aspirations. Votre esprit est votre plus grand allié… à condition de l'utiliser consciemment. Alors, quelle première pensée positive allez-vous choisir aujourd'hui ? Comment allez-vous appliquer ces principes pour transformer votre réalité ?

MÉDITATION ET RECONNEXION À SOI

La méditation a été pour moi bien plus qu'une simple pratique de relaxation. C'est un véritable chemin de transformation et de bien-être, un espace où j'ai appris à ralentir, à observer mon esprit et à me reconnecter à mon essence profonde.

Dans un monde où tout va vite, où nos pensées s'emballent et où nos journées sont dictées par des obligations et des distractions, la méditation est une invitation à faire une pause, à revenir à l'instant présent et à cultiver un état de paix intérieure.

Avec le temps, cette pratique est devenue une évidence pour moi. Elle m'a aidée à mieux me comprendre, à calmer mon mental et à développer une présence plus consciente dans tous les aspects de ma vie. Aujourd'hui, en tant que professeure de méditation, j'ai à cœur de partager ses bienfaits et d'aider chacun à l'intégrer dans son quotidien.

MON INITIATION À LA MÉDITATION

Ma rencontre avec la méditation s'est faite progressivement. Au départ, je cherchais simplement un moyen de mieux gérer le stress et d'apaiser mon esprit. J'avais entendu parler de ses bienfaits, mais je voyais cela comme une pratique lointaine, réservée aux moines bouddhistes ou aux grands sages. Et de toute façon j'avais cette pensée que je ne « serais pas bonne ».

La première fois que j'ai essayé de méditer, j'ai été frappée par l'agitation de mon mental. Les pensées défilaient à toute vitesse, je passais de la liste d'épicerie, au transport des enfants, au basketball, à quel repas je cuisinerais à mon arrivée ! J'avais l'impression d'être incapable de rester assise en silence plus de quelques minutes. C'était inconfortable, presque frustrant.

Mais quelque chose en moi savait que cette pratique avait un potentiel immense. Alors, j'ai persévéré. J'ai commencé par de courtes sessions, en m'accordant quelques minutes par jour pour simplement observer ma respiration. Petit à petit, j'ai appris à ne plus lutter contre mes pensées, mais à les accueillir sans jugement.

Avec le temps, j'ai découvert que la méditation n'était pas un exercice de contrôle, mais une pratique de lâcher-prise, une façon d'apprendre à être avec soi-même, dans l'instant présent. Chose que l'on fait très rarement.

Ce chemin m'a transformée. J'ai ressenti plus de sérénité, plus de clarté, et surtout, une nouvelle connexion avec moi-même. Cette découverte a été si puissante que j'ai décidé d'approfondir mes connaissances et de me former pour enseigner la méditation aux autres.

LES BIENFAITS PHYSIQUES ET PSYCHOLOGIQUES

La méditation a été étudiée par de nombreux scientifiques, et ses bienfaits ne sont plus à prouver. Cette pratique ancestrale a des effets profonds sur le corps et le mental.

Les bienfaits sur le corps physique

- Réduction du stress et de l'anxiété. Cela vient calmer l'activité du système nerveux, la méditation aide à diminuer le taux de cortisol (l'hormone du stress).
- Amélioration du sommeil, car en favorisant un état de relaxation, elle permet d'avoir un sommeil plus profond et réparateur.
- Renforcement du système immunitaire ; oui, oui ! Des études montrent que la méditation peut aider à renforcer nos défenses naturelles.
- Diminution des douleurs chroniques, car en modifiant la perception de la douleur, elle agit comme un analgésique naturel.

Les bienfaits sur le corps mental

- Amélioration de la concentration et de la clarté mentale, car en entraînant l'esprit à se focaliser, la méditation développe l'attention et la capacité à rester présent.
- Développement de l'intelligence émotionnelle, car elle nous apprend à observer nos émotions sans nous laisser submerger par elles.
- Sensation de bien-être et de paix intérieure : car elle active les zones du cerveau associées au bonheur et à la sérénité.
- Réduction des pensées négatives, car en nous aidant à prendre du recul, elle nous libère des schémas mentaux limitants.

Pratiquée régulièrement, la méditation devient un véritable outil de transformation, permettant d'adopter un regard plus apaisé et conscient sur la vie.

TECHNIQUES ET PRATIQUES POUR TOUS LES JOURS

La méditation n'a pas besoin d'être compliquée pour être efficace. Elle peut être intégrée dans le quotidien de façon simple, sans nécessiter des heures en silence. Voici quelques techniques accessibles à tous :

1. La méditation de pleine conscience

C'est l'une des formes les plus populaires et les plus faciles à pratiquer. Il s'agit simplement d'être pleinement présent à ce que l'on fait, en observant ses sensations, sa respiration et son environnement sans jugement.

Comment la pratiquer ?

- Asseyez-vous confortablement, fermez les yeux et portez votre attention sur votre respiration.
- Observez l'air qui entre et sort de vos narines, sans chercher à le modifier.
- Si une pensée survient, accueillez-la sans jugement et ramenez doucement votre attention à votre souffle.

Quelques minutes par jour suffisent pour ressentir un apaisement et une clarté mentale accrue.

2. La méditation guidée

Parfaite pour les personnes qui débutent, elle consiste à écouter une voix qui nous guide à travers un voyage intérieur. Il peut s'agir de méditations sur la relaxation, la confiance en soi, la gratitude ou encore la gestion du stress.

Comment la pratiquer ?

- Trouvez un enregistrement ou une application proposant des méditations guidées.
- Installez-vous dans un endroit calme et laissez-vous guider par la voix.

C'est une excellente façon de découvrir la méditation sans se sentir perdu ou découragé.

3. La méditation en mouvement

Contrairement à l'idée reçue, la méditation ne se pratique pas seulement en position assise. La marche méditative, le yoga ou le tai-chi permettent de méditer tout en étant en mouvement.

Comment la pratiquer ?

- Lors d'une marche en nature, observez chaque pas, chaque respiration, chaque sensation.
- Pendant une séance de yoga, concentrez-vous sur chaque mouvement et sur l'énergie qui circule en vous.

Cette approche est idéale pour ceux qui ont du mal à rester immobiles.

4. La méditation avec un mantra

Le mantra est un mot ou une phrase répétée mentalement ou à voix haute pour concentrer l'esprit et calmer le mental.

Comment la pratiquer ?

- Choisissez un mot ou une phrase qui vous inspire, comme « Paix », « Amour », ou encore « Je suis calme et serein ».
- Répétez ce mantra pendant quelques minutes, en laissant son énergie vous envelopper.

Cette technique est particulièrement efficace pour apaiser un mental agité.

5. La méditation 3 minutes

Cette méditation est parfaite pour débuter.

Comment la pratiquer ?

- Première minute prenez de grandes respirations et observer l'air qui entre et ressort.
- La deuxième minute, faites un scan de votre corps en prenant conscience de chaque partie de votre corps
- La troisième minute, posez-vous la question : « Comment je vais aujourd'hui ? »

LA MÉDITATION, UN RETOUR À L'ESSENTIEL

La méditation n'est pas seulement une technique de relaxation, c'est un véritable mode de vie, une invitation à ralentir, à se reconnecter à soi et à vivre chaque instant avec plus de conscience. Elle ne demande ni matériel spécifique ni cadre particulier. Elle peut être pratiquée n'importe où, à tout moment, que ce soit quelques minutes le matin, dans une file d'attente, ou avant de s'endormir. Aujourd'hui, en tant que professeure de méditation, j'ai à cœur de transmettre cette pratique et d'aider chacun à trouver son propre chemin vers la sérénité. Il suffit d'un premier pas, d'une première respiration consciente pour entamer un voyage intérieur qui peut transformer toute une vie. Alors, pourquoi ne pas commencer dès aujourd'hui ?

5

Le corps émotionnel

« L'amour qui guérit est celui qui accepte
les choses telles qu'elles sont. »
— Bert Hellinger

L a première fois que j'ai entendu parler des constellations relationnelles systémiques, j'étais loin d'imaginer à quel point cet outil transformerait ma vie. Comme beaucoup, je cherchais des réponses à des blocages émotionnels, des schémas répétitifs dans ma vie, des sensations de mal-être, des non-dits dont je ne comprenais pas toujours l'origine. Ce fut une révélation.

LES CONSTELLATIONS RELATIONNELLES SYSTÉMIQUES

À travers ma propre constellation, j'ai vécu une expérience puissante qui m'a permis de mettre en lumière des dynamiques inconscientes héritées de mon système familial. Ce travail m'a offert une compréhension profonde des liens invisibles qui influençaient ma vie et m'a ouvert la porte vers une véritable libération. Cette expérience a été si marquante que j'ai décidé de me former en tant que facilitatrice en constellations relationnelles systémiques, afin d'accompagner d'autres personnes sur ce chemin de libération.

DÉCOUVERTE ET PREMIÈRES EXPÉRIENCES

Les constellations familiales ont été développées par Bert Hellinger, un thérapeute allemand qui a observé, à travers son travail avec les familles, que certains schémas de souffrance se répétaient d'une génération à l'autre. Il a compris que nous étions tous inconsciemment liés à notre système familial et que certains blocages personnels trouvaient leur origine bien avant notre naissance. Mon propre parcours m'a amenée à explorer cette approche après avoir ressenti des émotions intenses et inexpliquées, ainsi que des schémas de vie répétitifs que je ne parvenais pas à comprendre. Lors de ma première constellation, j'ai découvert que certaines de mes difficultés personnelles étaient en fait des loyautés invisibles envers mes ancêtres. Sans en avoir conscience, je portais des blessures qui ne m'appartenaient pas. Ce travail m'a permis de mettre en lumière ces dynamiques cachées, de les reconnaître et d'amorcer un processus de libération.

COMPRENDRE LES SCHÉMAS FAMILIAUX

Nous héritons bien plus que la génétique de notre lignée familiale. Selon les principes des constellations relationnelles systémiques, nous sommes tous influencés par un champ d'information invisible, une mémoire collective qui façonne nos croyances, nos comportements et nos émotions.

Les principales dynamiques qui influencent notre vie :

- Les loyautés familiales inconscientes, nous pouvons, par amour ou fidélité, reproduire les souffrances de nos ancêtres, même sans en avoir conscience.
- Les secrets de famille, ceux qui n'ont pas été exprimés dans les générations précédentes, peuvent se manifester sous forme de troubles émotionnels ou de conflits non résolus.
- Les exclusions, si un membre de la famille a été oublié, rejeté ou exclu, son destin peut être inconsciemment « repris » par un descendant.
- Les dettes émotionnelles quand certaines personnes ressentent un poids inexplicable, comme si elles devaient « payer » pour les erreurs de leur lignée.

Les constellations relationnelles systémiques permettent d'amener ces dynamiques cachées à la lumière et d'apporter une nouvelle compréhension sur ce qui nous retient inconsciemment dans des schémas répétitifs.

TRANSFORMER SON HÉRITAGE ÉMOTIONNEL

L'un des plus grands enseignements des constellations relationnelles systémiques est que nous ne sommes pas condamnés à porter les souffrances de nos ancêtres. En prenant conscience de ces schémas, nous pouvons amorcer un processus de libération et retrouver notre place dans notre propre vie.

Les étapes clés pour une transformation profonde

1. *Prendre conscience des liens invisibles*
   Observer avec bienveillance ce qui se rejoue dans notre vie et voir si cela peut être relié à une mémoire familiale.

2. *Exprimer les non-dits*
   Nommer ce qui n'a jamais été dit, reconnaître les blessures du passé pour leur permettre d'exister et de s'apaiser.

3. *Rendre aux ancêtres ce qui leur appartient*
   Nous ne sommes pas obligés de porter les fardeaux des générations précédentes. Les constellations familiales offrent un espace pour symboliquement redonner aux ancêtres leurs souffrances et reprendre son propre destin en main.

4. *Se reprendre sa place dans le système familial*
   Chaque personne dans une famille a une place spécifique. Lorsque l'ordre naturel est rétabli, l'énergie circule mieux et les blocages émotionnels se dissolvent.

5. *Honorer et remercier son héritage*
   Il ne s'agit pas de rejeter son histoire familiale, mais plutôt de l'accepter avec gratitude, en gardant ce qui est bénéfique et en se libérant de ce qui ne nous sert plus.

UN CHEMIN VERS LA LIBERTÉ INTÉRIEURE

Les constellations relationnelles systémiques sont un outil puissant de compréhension et de libération. Elles nous permettent de voir au-delà de notre histoire personnelle et d'accéder à une vision plus large de nos blessures, mais aussi de nos ressources profondes. Grâce à cette approche, il est possible de se détacher des poids du passé, de se réconcilier avec son histoire et de créer un avenir plus aligné avec qui nous sommes vraiment. Chaque prise de conscience, chaque libération, chaque réajustement dans le champ familial sont des étapes vers plus de liberté, de sérénité et d'amour pour soi-même et pour les générations futures.

L'ILLUSION DU CHANGEMENT INSTANTANÉ

Dans mon parcours d'accompagnement, j'ai souvent rencontré des personnes qui arrivaient à une séance en espérant une transformation en une seule rencontre. Elle me disait : *« J'ai besoin de régler ce problème, j'espère que cette séance va tout changer. »* Bien sûr, certaines prises de conscience peuvent être immédiates et puissantes, mais le véritable changement, celui qui s'ancre profondément et transforme réellement notre vie, demande du temps, de la répétition et de la constance. C'est une réalité que beaucoup sous-estiment : on ne change pas en un claquement de doigts.

LE MYTHE DU CHANGEMENT IMMÉDIAT

Dans notre société actuelle, où tout va vite, nous avons pris l'habitude d'obtenir des résultats immédiats. Nous avons des solutions rapides pour tout : des régimes express ou même des pilules pour perdre du poids, des formations accélérées pour apprendre un métier, des médicaments pour masquer nos douleurs en quelques minutes. Il est donc normal que certaines personnes croient que le développement personnel ou la thérapie fonctionnent de la même manière : une séance, une prise de conscience, et tout est réglé. Mais changer un mode de pensée, une habitude ou une croyance qui est ancrée depuis des années, cela ne peut pas se faire en une seule rencontre. Je compare souvent cela à une graine que l'on plante. On ne peut pas s'attendre à voir un arbre grandir en une nuit. Il faut arroser la graine, lui donner de la lumière, du temps, de la patience. C'est exactement la même chose avec les transformations personnelles et émotionnelles.

LE PROCESSUS DE TRANSFORMATION EST UN ENGAGEMENT PERSONNEL

Une prise de conscience peut être le point de départ d'un changement, mais c'est la mise en action répétée qui fait toute la différence. Voici les trois étapes essentielles pour ancrer une transformation durable :

1. Prendre conscience du schéma à changer

Tout commence par une prise de conscience. Comprendre pourquoi nous avons une croyance, une peur ou une habitude. C'est une étape fondamentale. Exemple : Une personne réalise qu'elle a toujours peur de s'exprimer en public parce qu'on lui a répété enfant qu'elle était trop timide. Étrangement, cette peur ne lui appartient pas. La peur vient souvent de notre environnement, ou de ceux qui la projettent sur nous.

2. Mettre en place des nouvelles habitudes consciemment

Une fois la prise de conscience faite, il faut agir différemment. C'est ici que le travail commence vraiment. Exemple : Cette même personne commence par s'exprimer plus souvent dans des petites conversations, puis s'entraîne à parler devant un petit groupe avant de s'attaquer à une audience plus large. C'est en répétant petit à petit ce nouvel état d'être que le cerveau construit de nouveaux circuits neuronaux.

3. Répéter jusqu'à ce que cela devienne naturel

La clé est la régularité. Si on ne pratique pas assez longtemps, le cerveau retourne à ses anciens schémas, par facilité. Chaque personne est différente. Alors, créer une habitude en la répétant plus ou moins pendant 90 jours devrait être significatif pour qu'elle s'ancre dans un nouveau chemin neuronal. Exemple : Si quelqu'un médite une seule fois et s'attend à être serein pour toujours, il sera bien déçu. Mais s'il médite un peu chaque jour, il ressentira des effets profonds et durables à long terme.

POURQUOI CERTAINES PERSONNES ABANDONNENT EN COURS DE ROUTE

Il est fréquent de voir des personnes enthousiastes au début d'un changement, puis abandonner après quelques semaines. Voici les principales raisons :

- L'impatience : Elles veulent des résultats rapides et ne voient pas l'évolution subtile qui est en train de se faire.
- Le retour aux anciens schémas : Le cerveau, par habitude, a tendance à revenir à ce qu'il connaît.
- Le doute : Elles se demandent si cela fonctionne vraiment et finissent par arrêter trop tôt.

Ce qui fait la différence entre ceux qui réussissent à transformer leur vie et ceux qui abandonnent, c'est la détermination, l'engagement et la persévérance. Il faut accepter que le processus prenne du temps et se rappeler qu'aucune action n'est vaine. Chaque effort, chaque répétition, chaque petit pas renforce le nouveau chemin neuronal.

COMMENT ANCRER UN VÉRITABLE CHANGEMENT

Pour créer un changement durable, il faut adopter des stratégies qui favorisent la répétition et l'intégration.

1. Se fixer un objectif clair et précis

Vouloir « changer sa vie » est trop vague. Il faut définir des objectifs concrets et mesurables, comme :

- Remplacer une pensée limitante par une pensée positive au moins 5 fois par jour.
- Pratiquer une nouvelle habitude (sport, méditation, écriture) pendant au moins 30 jours sans interruption et continuer jusqu'à 90 jours !

2. Mettre en place une routine

Plus une habitude est intégrée dans une routine, plus elle est facile à maintenir. Par exemple, méditer chaque matin à la même heure aide le cerveau à l'intégrer comme un réflexe naturel. C'est comme se brosser les dents, rares sont ceux qui n'ont pas l'habitude de se brosser les dents.

On nous l'a tellement répété et nous l'avons fait tous les jours, matin et soir, aujourd'hui cela se fait naturellement. C'est la même chose !

3. Être indulgent avec soi-même

Il y aura toujours des jours où la motivation est plus faible, mais l'important est de ne pas abandonner. Un « jour sans » ne signifie pas un échec.

4. S'entourer des bonnes personnes

Être entouré de personnes qui encouragent le changement facilite l'intégration de nouvelles habitudes. Un environnement positif stimule la persévérance. Je sais que ce n'est pas toujours facile, mais croyez-moi, cela a une très grande influence sur votre réussite.

5. Célébrer les petites victoires

Chaque avancée doit être reconnue. Prendre conscience des progrès, même minimes, renforce la motivation et la confiance en soi.

LE CHANGEMENT EST UN CHEMIN, PAS UNE DESTINATION

Changer ne se fait pas en un instant. C'est un processus progressif qui demande de la patience, de la répétition et un engagement personnel. Si nous acceptons cette réalité, nous cessons de chercher des solutions miracles et nous nous mettons véritablement en action pour créer un changement profond et durable. Chaque jour est une opportunité de poser une brique supplémentaire dans la construction de notre nouvelle réalité. Ce n'est pas l'ampleur des changements qui compte, mais la constance avec laquelle nous les répétons. Rien n'est figé, tout est en mouvement. Il ne tient qu'à nous de créer de nouveaux chemins, de nouveaux réflexes, une nouvelle façon d'être.

Alors, si vous deviez choisir une habitude à transformer aujourd'hui, laquelle serait-elle ?

ALIGNER SON CERVEAU POUR ATTEINDRE SES OBJECTIFS

Dans mon parcours, j'ai souvent constaté que la plupart des gens ne manquent ni de volonté ni d'ambition. Pourtant, malgré leur motivation initiale, ils rencontrent des blocages, de la procrastination ou des résistances à l'intérieur d'eux qui les empêchent d'avancer. Pourquoi certains objectifs semblent-ils impossibles à atteindre alors que d'autres coulent naturellement ? La réponse se trouve dans notre cerveau, plus précisément dans la façon dont ses quatre grandes zones travaillent ensemble, ou non, pour nous mener vers la réussite. Comprendre ces mécanismes permet de lever les freins invisibles qui nous ralentissent et d'exploiter pleinement le potentiel de notre esprit.

LES QUATRE PARTIES DU CERVEAU ET LEUR RÔLE DANS VOTRE RÉUSSITE

Notre cerveau est un outil puissant, mais il doit être utilisé correctement. Lorsqu'un objectif est aligné avec nos pensées logiques, nos émotions, notre imagination et notre attention, il devient plus facile à atteindre. Si une seule de ces parties n'est pas synchronisée avec les autres, une résistance se crée, nous plongeant dans le doute, la peur ou l'inaction. Maintenant, voyons comment chaque partie du cerveau joue un rôle crucial dans l'atteinte de nos objectifs.

L'hémisphère gauche relié au détail et la logique

L'hémisphère gauche est le centre de l'analyse, de la structure et de la planification. C'est lui qui transforme une grande vision en une série d'étapes concrètes. Son rôle consiste à décomposer l'objectif en actions précises et mesurables. En pratique, si votre objectif est d'écrire un livre, l'hémisphère gauche va définir un plan comme « Écrire un chapitre par semaine », « Relire chaque section trois fois », « Publier le livre d'ici six mois ». Pourquoi c'est important ? Un objectif sans plan est un rêve flou. Si votre cerveau ne sait pas comment avancer, il restera paralysé.

L'hémisphère droit relié à la visualisation et l'intuition

L'hémisphère droit est le siège de la créativité, de l'imagination et de l'intuition. C'est lui qui donne vie à votre vision en la rendant palpable et inspirante. Son rôle est de visualiser l'objectif comme s'il était déjà atteint. En pratique, imaginez-vous tenant votre livre entre vos mains, ressentez la fierté, voyez les pages imprimées, entendez les retours positifs des lecteurs. Pourquoi c'est important ? Si vous ne pouvez pas imaginer votre réussite, votre cerveau ne pourra pas y croire. La visualisation prépare mentalement votre esprit et renforce votre motivation.

Le cerveau médian est relié aux émotions et la motivation

Le cerveau médian gère les émotions et la mémoire affective. C'est lui qui crée une connexion entre votre objectif et un ressenti profond. Son rôle est de générer des émotions positives qui vous poussent à agir. En pratique, imaginez l'excitation et la fierté que vous ressentirez en atteignant votre but. Plutôt que de penser « Je dois écrire ce livre », dites-vous « J'ai hâte de partager mon message et d'aider les autres. » Pourquoi c'est important ?

Sans émotion forte, la motivation s'effondre. Votre cerveau a besoin de sentir que votre objectif a du sens et de la valeur pour persévérer.

Le cervelet et le Système Réticulé Activateur (SRA) sont reliés à l'attention et la répétition.

Le cervelet et le SRA sont les régulateurs automatiques de votre concentration. Ils filtrent l'information et orientent votre attention vers ce qui est important. Leurs rôles sont de maintenir votre concentration sur votre objectif et d'éliminer les distractions. En pratique, si vous répétez chaque jour « Je suis un écrivain et je vais publier mon livre », votre cerveau commence à chercher des opportunités et des idées pour y parvenir. Pourquoi c'est important ? Le SRA ne fait pas de différence entre l'imaginaire et la réalité. Si vous nourrissez des pensées négatives

(« C'est trop difficile », « Je ne suis pas capable »), votre cerveau les prend pour des vérités et les transforme en blocages.

POURQUOI LA RÉSISTANCE SURVIENT-ELLE ?

Le problème survient lorsque ces quatre parties du cerveau ne sont pas alignées.

Exemples :

- Vous définissez un objectif (hémisphère gauche), mais vous n'arrivez pas à le visualiser (hémisphère droit).
- Vous ressentez des émotions négatives liées à vos capacités (médian).
- Votre attention est saturée par des pensées limitantes (« Je ne réussirai jamais », « C'est trop tard pour moi »).

Résultat : Le cerveau perçoit votre objectif comme un danger ou une source d'inconfort, et il vous pousse à l'éviter (procrastination, peur, abandon). Comment surmonter cette résistance et aligner son cerveau ?

Voici quelques stratégies pour aligner ces quatre zones et rendre votre objectif plus accessible.

1. Éliminer les pensées limitantes

Les phrases qui suivent **« Je suis... »** façonnent directement votre identité neuronale.

- À éviter : « Je suis mauvais en gestion du temps. »
- À adopter : « Je suis en train d'apprendre à mieux organiser mes journées. »

Le cerveau intègre ce que vous lui répétez régulièrement

2. Pratiquer la visualisation positive

Chaque jour, fermez les yeux et imaginez vivre l'atteinte de votre objectif.

- Voyez les détails : où êtes-vous ? Avec qui ?
- Ressentez l'émotion : la fierté, la joie, l'accomplissement.

Plus cette image est forte, plus votre cerveau se programme naturellement pour avancer vers elle.

3. Renforcer les émotions positives

Au lieu de vous concentrer sur la difficulté sur votre chemin, connectez-vous à ce que cela vous rapportera et imaginez ce que vous en retirerez. Si un objectif ne vous procure aucune émotion positive, il sera difficile de persévérer.

4. Installer des routines et des rappels

Pour que le SRA maintienne son focus, entourez-vous d'éléments qui vous rappellent votre objectif :

- Écrivez votre but et relisez-le chaque matin.
- Placez des photos, des citations ou des notes dans votre espace de travail, moi j'ai beaucoup de Post-it colorés !
- Pratiquez votre nouvelle habitude quotidiennement pour renforcer les circuits neuronaux.

Pourquoi cette méthode est-elle efficace ? Un cerveau aligné a beaucoup plus de chances d'atteindre un objectif. Chaque partie soutient l'autre, et cela crée une boucle positive entre :

- Vos pensées rationnelles (hémisphère gauche)
- Votre vision créative (hémisphère droit)
- Vos émotions motivantes (médian)
- Votre concentration et votre répétition (SRA)

C'est comme ça que les grands projets prennent vie, non pas par un simple désir, mais par un engagement total du cerveau dans toutes ses dimensions. Utiliser votre cerveau comme un levier de réussite c'est votre plus grand allié, mais il doit être guidé intelligemment.

Si vous ressentez des blocages face à un objectif, demandez-vous :

- Est-ce que j'ai un plan clair ?
- Est-ce que je me vois réellement réussir ?
- Quelle émotion est à son maximum par rapport à cet objectif ?

- Est-ce que je suis entouré de pensées et d'actions
qui renforcent mon engagement ?

En alignant ces quatre parties du cerveau, vous transformez votre mental en véritable moteur de réussite, capable de vous mener bien plus loin que vous ne l'auriez pensé. Imaginez, on a cela dans notre tête, c'est fascinant !

POURQUOI EST-IL SI DIFFICILE DE PARDONNER

J'ai appris énormément et maintenant je comprends mieux. Avancer dans la vie, créer un corps et un esprit sains, s'épanouir pleinement… tout cela est bien difficile, voire même impossible, lorsque nous portons en nous des poids invisibles ; de la culpabilité, des ressentiments, des regrets. Nous avons tous vécu des blessures, des déceptions, des trahisons. Parfois, ce sont les autres que nous avons du mal à pardonner. Parfois, c'est nous-mêmes. Pourtant, tant que nous restons attachés à ces émotions du passé, nous gaspillons notre précieuse énergie vitale et notre temps. Chaque pensée de rancune, chaque regret nourri consciemment ou inconsciemment agit comme un boulet attaché à nos pieds, nous empêchant d'avancer librement. Le pardon est souvent mal compris. Beaucoup le perçoivent comme un acte destiné à l'autre, comme si on acceptait le geste de celui qui nous a blessé. Mais en réalité, le pardon est un cadeau que l'on se fait à soi-même. C'est un acte puissant qui nous permet de reprendre notre pouvoir, de nous libérer du passé et de faire un véritable saut vers l'avenir. Nous avons tendance à croire que pardonner, c'est minimiser ce qui s'est passé ou excuser l'inexcusable. Mais ce n'est pas du tout cela. Pardonner ne signifie pas que l'acte ou la blessure était acceptable. Cela signifie simplement que nous refusons de rester enchaînés à la souffrance. Tant que nous gardons du ressentiment ou de la rancune, nous restons liés énergétiquement à la personne ou à la situation qui nous a blessés. Lorsqu'on repense à un événement douloureux avec colère, c'est comme si nous revivions cette blessure encore et encore. L'émotion négative continue à circuler dans notre corps, créant du stress, des tensions et même des maladies. Notre esprit reste bloqué dans le passé, incapable de pleinement vivre le moment présent et de construire l'avenir. Parce que souvenez-vous, le cerveau ne fait pas la différence entre ce qui est vrai et ce qui ne l'est pas. En réalité, le pardon n'est pas un acte pour l'autre. C'est un acte de libération pour soi-même. Et quand on le comprend, mon Dieu que cela fait du bien.

J'ai pris beaucoup de temps à comprendre que pardonner m'aiderait à passer au travers beaucoup plus rapidement. C'est avec la constellation familiale que c'est devenu clair. J'ai compris que chaque personne avait son histoire. Sans excuser le geste, j'ai pardonné, car je comprends aujourd'hui que son comportement ne lui appartenait peut-être pas, mais à ses ancêtres. Je réalise maintenant ce que la majorité ignore ; leur blessure, les non-dits et leur bagage émotionnel. Quelle libération quand on arrive à voir ceci !

CE À QUOI VOUS DONNEZ VOTRE ÉNERGIE VOUS CONTRÔLE

Imaginez que votre énergie vitale est comme un compte de banque. Chaque pensée positive et chaque moment de joie ou d'amour sont des dépôts pour vos projets et votre bien-être. Mais les rancunes, regrets, et pensées de colère sont des retraits de ces investissements. C'est des dépenses inutiles pour un passé qui ne peut être changé.

Il est essentiel de se poser cette question : à quoi je donne mon énergie aujourd'hui ? Est-ce que je l'utilise pour avancer et créer la vie que je veux, ou est-ce que je la laisse être volée par des blessures du passé ? Si nous voulons réellement faire un saut vers le futur, nous devons récupérer toute cette énergie perdue et couper les liens émotionnels avec ce qui ne nous sert plus. Et le meilleur moyen d'y parvenir, c'est le pardon.

COMMENT PARDONNER ET SE LIBÉRER

Pardonner ne se fait pas en un claquement de doigts. C'est un processus, une décision que l'on prend consciemment pour se libérer.

Voici quelques étapes pour commencer ce changement intérieur :

1. Reconnaître la douleur sans s'y attacher

Avant de pouvoir pardonner, il est important d'accueillir ce que l'on ressent. Prenez un moment pour identifier la blessure, qu'est-ce qui vous a fait mal ? Pourquoi cela vous affecte-t-il encore aujourd'hui ? Permettez-vous de ressentir l'émotion, fermer les yeux et je vous invite à descendre dans votre cœur. Ne réprimez pas vos émotions. Le but n'est pas d'ignorer la souffrance, mais de la reconnaître pour ensuite la transformer.

2. Comprendre que le pardon est un acte personnel

Le pardon ne nécessite pas l'autre. Vous pouvez pardonner quelqu'un sans lui parler, sans qu'il sache que vous l'avez fait. Pardonner ne veut pas dire revenir vers cette personne ou tolérer son comportement à l'avenir. C'est un acte que vous faites pour vous-même, pour couper l'attachement énergétique et émotionnel à cette situation.

3. Écrire une lettre de pardon que vous n'enverrez jamais

L'un des outils les plus puissants pour libérer le passé est l'écriture. Prenez une feuille et écrivez une lettre à la personne ou à vous-même. Exprimez tout ce que vous ressentez : la douleur, la colère, la tristesse, mais aussi votre désir de ne plus être prisonnier de cette émotion. Terminez la lettre par une déclaration de libération : aujourd'hui, je choisis de reprendre mon pouvoir. Je choisis de pardonner et de me libérer. Vous pouvez ensuite brûler cette lettre symboliquement pour signifier que vous laissez partir cette charge émotionnelle.

Cela me rappelle un moment où j'étais adolescente et je participais à un week-end religieux, l'étincelle, avec d'autres jeunes comme moi. Une des activités était d'écrire une lettre à nos parents. On nous dit que ces lettres seront brûlées, que l'on peut tout dire ce que nous avons sur le cœur : colère, tristesse, amour. J'ai 14 ans et ma mère a le cancer et je lui écris à quel point je l'aime, que j'ai peur de la perdre et que je souhaite que sa santé revienne. Autour de mon père, disons que je n'utilise pas le même ton. Je lui dis TOUT ce que j'ai sur le cœur : colère, déception, car je le voyais trop souvent être dur avec ma mère et cela m'affectait énormément. C'était à mon tour d'être dur ! À la fin du week-end, les parents viennent nous chercher et devinez ce que les organisateurs ont fait ? Ils ont remis nos lettres à nos parents. Plusieurs pleuraient, criaient de colère, de peur. Ils ne voulaient surtout pas que leurs parents lisent leur lettre. Et bien les parents devaient les lire devant nous à haute voix. Pour ma part, quand ma mère a lu la sienne, les larmes coulaient sur nos joues. Quand est venu le tour de mon père, c'était comme recevoir un coup de 2x4 dans le front. Il m'a dit à la fin : « Oui bien, c'est direct ! » j'avais le front humide, des frissons de peur qui me traversaient le corps des orteils jusqu'aux oreilles. Et finalement, on s'est pris dans nos bras et il s'est excusé et je suis arrivé à pardonner pour me libérer. Comme quoi qu'écrire est très libérateur.

4. Savoir se pardonner à soi-même

Beaucoup de gens pensent au pardon envers les autres, mais oublient une chose qui est essentielle : savoir se pardonner à soi-même.

Nous portons parfois une culpabilité immense pour des erreurs passées, des choix que nous regrettons, des choses que nous n'avons pas dites ou faites. Se pardonner, c'est accepter que nous soyons des êtres en évolution, que nous avons faits de notre mieux avec les connaissances, l'histoire de nos ancêtres et les ressources que nous avions à ce moment-là. C'est faire la paix avec son passé et se donner la permission d'avancer sans ce poids sur les épaules. Demandez-vous, qu'est-ce que je dois me pardonner aujourd'hui ?

LES BIENFAITS DU PARDON SUR LE CORPS ET L'ESPRIT

Pardonner ne change pas seulement notre mental, cela transforme aussi notre corps et notre énergie.

Voici quelques bénéfices :

- **La réduction du stress**. En libérant les tensions émotionnelles, le corps relâche le cortisol et retrouve un état plus apaisé.
- **Une meilleure santé**. Des études démontrent que le pardon diminue la pression artérielle et renforce le système immunitaire.
- **Une clarté mentale**. Moins de pensées toxiques signifie plus de place pour la créativité et la concentration.
- **Un bien-être émotionnel**. En laissant partir le passé, on ressent plus de joie et de légèreté à tous les jours.

Le pardon est un véritable médicament naturel, un soin que l'on s'offre à soi-même pour avancer avec plus de liberté. Pensez-y, il est temps de se libérer.

Le pardon est une porte vers un avenir plus léger, plus apaisé, plus aligné avec qui nous sommes vraiment. Nous ne pouvons pas changer le passé, mais nous pouvons choisir de ne plus en être prisonniers. C'est un CHOIX et personne ne le fera à votre place. Aujourd'hui, posez-vous cette question « y a-t-il quelque chose ou quelqu'un à qui je dois pardonner pour avancer ? » Et surtout « qu'est-ce que je peux faire, dès maintenant, pour commencer ce processus de libération ? » Car ce saut vers l'avenir, ce renouveau que vous attendez, commence toujours par un acte de pardon.

MES RÉALISATIONS, LE REFLET DE MON ÉVOLUTION

Il est si facile d'oublier à quel point nous avons avancé. Pris dans le tourbillon du quotidien, nous avons tendance à nous concentrer sur nos défis actuels, sur ce que nous n'avons pas encore accompli, sur nos échecs et nos erreurs. Les expériences négatives prennent souvent plus de place dans notre esprit que nos réussites, nous faisant oublier tout le chemin parcouru. Mais si nous prenons un instant pour nous arrêter et regarder en arrière, nous réalisons que nous avons accompli bien plus que nous ne le pensons. Ici, c'est une invitation à faire un bilan de vie, à poser un regard honnête et bienveillant sur toutes les réalisations, grandes ou petites, qui ont fait partie de notre parcours. C'est un exercice qui est puissant, car il nous permet de nous reconnecter à notre propre valeur et de voir notre évolution avec une tout autre perspective.

SE SOUVENIR D'OÙ L'ON VIENT

Chaque personne possède un chemin unique, une histoire remplie d'apprentissages et de victoires, même si elles paraissent insignifiantes aujourd'hui. Il est essentiel de se rappeler que chaque étape franchie, chaque difficulté surmontée, chaque petit succès ont contribué à nous construire. Prenons un instant pour remonter à nos débuts. Faisons une ligne du temps.

Notre enfance :
- Quelles étaient mes premières victoires ?
- Quels obstacles j'ai surmontés dans mes premières années ?
- Quels talents ou compétences ont commencé à s'exprimer dès mon plus jeune âge ?

L'adolescence :
- Quelles expériences ont forgé ma résilience ?
- Quels défis ai-je relevés, même si à l'époque, ils me semblaient insignifiants ?
- Quelles décisions ont changé ma trajectoire de vie ?

L'âge adulte :
- Quels projets ai-je menés à bien, même les plus simples ?
- Quelles épreuves ai-je surmontées avec courage ?
- Comment ai-je grandi, évolué et appris au fil des années ?

Faire ce retour en arrière nous permet de mettre en lumière des réussites que nous avons oubliées, et de reconnaître que nous avons progressé, changé et évolué bien plus que nous ne le croyons. En tout cas, moi, je réalise que je suis riche de connaissances et d'événements qui m'ont fait grandir. Nous sommes des SUPERSTARS après avoir fait l'exercice. N'est-ce pas ?

RECONNAÎTRE SES RÉUSSITES, AUSSI PETITES SOIENT-ELLES

Nous avons souvent tendance à croire que seules les grandes réalisations méritent d'être célébrées. Mais la vérité, c'est que chaque victoire compte, qu'elle soit petite ou spectaculaire. Certaines réussites semblent minimes aujourd'hui, mais elles ont pourtant marqué des tournants importants dans notre vie. Voici quelques exemples de réussites que l'on sous-estime souvent :

- Avoir traversé une période difficile et en être sorti plus fort. Exactement comme mon événement à la ferme.
- Avoir appris une nouvelle compétence, aussi simple soit-elle. Pour ma part, ma vie est remplie de nouvelles compétences, car cela me fait vivre.
- Avoir osé sortir de sa zone de confort. Comme écrire mon livre !
- Avoir aidé quelqu'un à un moment important. C'est maintenant ma carrière d'accompagner les gens.
- Avoir persévéré dans un projet malgré les doutes. Lorsque j'ai osé créer mon projet maraîcher.
- Avoir fait preuve de courage dans une situation inconfortable. Lorsque j'ai pris la décision de démissionner.

Le simple fait d'être encore debout aujourd'hui, après tout ce que la vie nous a fait traverser, est en soi une réalisation incroyable. Rappelez-vous, l'important n'est pas la taille des accomplissements, mais la reconnaissance que chaque action nous fait grandir et nous rapproche de la personne que nous sommes aujourd'hui.

ÉCRIRE NOS RÉALISATIONS

Pour prendre conscience de tout ce que nous avons accompli, il est puissant de mettre nos réalisations sur papier. Prenez un cahier ou une feuille et commencez par écrire tout ce dont vous êtes fier, depuis votre enfance jusqu'à aujourd'hui. Notez tout, sans juger si cela est « assez grand » ou « important ». Ce qui compte, c'est que ces réalisations aient eu un impact pour vous.

Voici quelques questions pour guider cette réflexion :

- Quels sont les moments de ma vie où j'ai surmonté des obstacles ?
- Quels apprentissages m'ont le plus transformé ?
- Quelles décisions m'ont mené vers une meilleure version de moi-même ?
- Quels défis ai-je relevés, même si cela me semblait impossible à l'époque ?
- Qu'est-ce que j'ai accompli dont je suis fier, peu importe l'échelle ?

Continuez d'écrire jusqu'à ce que vous ayez tout listé, jusqu'à aujourd'hui. Cette liste deviendra une preuve tangible de votre évolution, un rappel de tout ce que vous avez accompli.

UN OUTIL À CONSULTER RÉGULIÈREMENT

L'inventaire de nos réalisations n'est pas un exercice à faire une seule fois, puis à oublier dans un tiroir. C'est un outil à relire et mettre à jour régulièrement, car il nous aide à :

- Prendre du recul dans les moments de doute et réaliser que nous avons déjà surmonté beaucoup de choses.
- Retrouver confiance en nous, en nous souvenant que nous avons toujours su avancer, même lorsque nous pensions que c'était impossible.
- Célébrer nos victoires, au lieu de toujours penser à ce qu'il nous reste à accomplir.

Fixez-vous un rituel, tous les 90 jours, prenez quelques minutes pour ajouter vos dernières réalisations à cette liste. Cette action vous permettra d'avoir une vision claire de votre progression et de renforcer votre estime de vous-même.

VOIR SA VIE AVEC UNE NOUVELLE PERSPECTIVE

Nous avons parfois tendance à nous voir à travers nos erreurs, nos regrets ou nos échecs. Mais notre vie est bien plus riche que ces quelques moments difficiles. Prendre le temps de se rappeler tout ce que nous avons accompli nous permet de poser un regard plus juste sur nous-mêmes. Nous sommes en constante évolution. Chaque jour est une nouvelle opportunité d'apprendre, d'avancer et de grandir. Et si nous commencions à nous célébrer pour tout ce que nous avons déjà accompli, au lieu de toujours nous juger pour ce que nous n'avons pas encore fait ? Car après tout, nous avons fait du chemin en titi, et nous méritons de le reconnaître.

L'IMPORTANCE DE CONNAÎTRE SES VALEURS

Nos valeurs sont les fondations sur lesquelles repose notre manière de penser, d'agir et de prendre des décisions. Elles influencent nos choix, nos relations et notre bien-être au quotidien. Pourtant, combien d'entre nous prennent réellement le temps d'identifier leurs valeurs profondes et d'évaluer si leur vie est en cohérence avec elles ? Bien souvent, nous avançons en adoptant des valeurs transmises par notre famille, notre environnement ou la société, sans vraiment nous demander si elles nous appartiennent réellement. Nous pouvons aussi nous retrouver en décalage avec nos valeurs sans même en être conscients, ce qui crée une forme d'inconfort intérieur. Connaître ses valeurs, c'est prendre le contrôle de sa vie et agir en accord avec ce qui nous anime profondément. C'est aussi un levier de transformation qui nous permet d'évoluer dans une direction qui fait sens pour nous. J'ai envie de vous demander, respectez-vous vos valeurs ?

COMPRENDRE LA DIFFÉRENCE ENTRE VALEURS ET CROYANCES

Avant d'aller plus loin, il est essentiel de ne pas confondre valeurs et croyances.

- Les valeurs sont des principes fondamentaux qui guident nos actions et nos décisions. Elles sont reliées à des comportements et définissent ce qui est réellement important pour nous.
- Les croyances, en revanche, sont des idées ou des convictions que nous avons intégrées à travers notre

éducation, notre culture ou nos expériences de vie. Elles peuvent être vraies ou fausses, limitantes ou aidantes, mais elles ne sont pas nécessairement alignées avec nos valeurs profondes.

Par exemple, quelqu'un peut croire que « réussir sa vie signifie avoir un bon salaire » alors que sa valeur profonde est en réalité la liberté. Cette personne pourrait alors poursuivre une carrière bien rémunérée, mais sentir un mal-être grandissant, car ce choix est en contradiction avec ce qui lui tient réellement à cœur. Il est donc important de se poser la question : est-ce que cette valeur est vraiment la mienne ou est-ce une croyance que j'ai adoptée sans réflexion ?

COMMENT IDENTIFIER SES VALEURS PROFONDES ?

Beaucoup de personnes pensent connaître leurs valeurs, mais lorsqu'elles sont confrontées à des choix difficiles, elles réalisent qu'elles ne sont pas si claires que cela. Un moyen efficace pour identifier ses valeurs c'est d'observer où nous investissons notre temps, notre énergie et nos ressources. Posez-vous ces questions :

- Quelles sont les activités qui me passionnent et dans lesquelles je suis prêt à m'investir sans contrainte ?
- Qu'est-ce qui me fait vibrer au plus profond de moi ?
- Suis-je prêt à faire des sacrifices ou à perdre un quelque chose d'important pour défendre cette valeur ?

Si la réponse est non, alors ce n'est probablement pas une valeur fondamentale pour vous. Une valeur est un principe qui guide nos actions, pas simplement une belle idée à laquelle nous sommes d'accord.

L'IMPACT DES VALEURS SUR NOS CHOIX DE VIE

Nos valeurs influencent directement la manière dont nous construisons notre quotidien. Elles sont la boussole qui nous permet de naviguer avec clarté dans un monde rempli de distractions. Lorsque nous vivons en alignement avec nos valeurs, nous ressentons une sensation d'harmonie et de plénitude. Nos décisions sont plus fluides, nous avons moins de doutes et nous avançons avec confiance. À l'inverse, lorsque nos actions ne respectent pas nos valeurs, un sentiment de malaise s'installe. Nous pouvons ressentir de la frustration, de l'épuisement, voire même un mal-être profond, sans comprendre pourquoi.

Exemples concrets :

- Si l'une de vos valeurs est la famille, mais que vous passez la majorité de votre temps au travail, vous risquez de ressentir un déséquilibre et de la culpabilité.
- Si votre valeur principale est la liberté, mais que vous êtes engagé dans un mode de vie rigide, vous ressentirez de la frustration et un manque d'épanouissement.
- Si vous valorisez profondément l'honnêteté, mais que vous travaillez dans un environnement où l'on vous demande de tricher ou de mentir, vous vous sentirez en conflit avec vous-même.

Ces situations sont des signaux qui indiquent qu'il est temps de réaligner vos actions avec vos valeurs profondes.

VIVRE EN ACCORD AVEC SES VALEURS EST UN ENGAGEMENT QUOTIDIEN

Une fois vos valeurs identifiées, il est important de les intégrer consciemment dans votre vie quotidienne. Voici quelques exercices pour y parvenir :

1. Faites une liste de vos cinq valeurs essentielles

Exemple de valeurs : amitié, amour, bonheur, aventure, créativité, confiance, dynamisme, honnêteté, espoir, équilibre, famille, foi, intégrité, liberté, loyauté, mariage, puissance, respect, richesse, responsabilité, santé, sagesse, simplicité, succès, vérité, etc.

Prenez le temps d'écrire ce qui compte vraiment pour vous. Pour chaque valeur, réfléchissez à comment elle se manifeste concrètement dans votre vie.

2. Analysez votre emploi du temps

Regardez comment vous passez vos journées. Votre façon d'utiliser votre temps reflète-t-elle vos valeurs ? Si ce n'est pas le cas, quels ajustements pourriez-vous faire ?

3. Prenez des décisions alignées

Avant de prendre une décision importante, demandez-vous : est-ce que cela respecte mes valeurs ? Si la réponse est non, c'est peut-être le signe qu'il faut revoir votre choix.

4. Ajustez votre environnement

Entourez-vous de personnes et d'activités qui nourrissent vos valeurs. Il est difficile de rester aligné avec ce qui est important pour nous si notre entourage ou notre travail va à l'encontre de nos valeurs.

5. Évaluez régulièrement votre alignement

Nos valeurs peuvent évoluer avec le temps. Il est donc essentiel de faire un point régulier, par exemple tous les trois à six mois, pour voir si notre mode de vie est toujours en cohérence avec elles.

SE LIBÉRER DES ATTENTES EXTÉRIEURES

Un des plus grands défis dans l'alignement avec nos valeurs est la pression extérieure. Nous vivons dans une société qui nous dicte souvent ce que nous devrions aimer : la réussite matérielle, la reconnaissance sociale, la conformité aux normes. Mais ces valeurs ne correspondent pas toujours à notre vérité intérieure. Oser suivre ses propres valeurs demande du courage. Cela signifie parfois dire non à des opportunités qui ne nous correspondent pas, faire des choix qui peuvent être incompris ou sortir des sentiers battus. Mais c'est aussi la clé du véritable épanouissement. Car au final, la seule personne avec qui nous devons être en paix, c'est nous-mêmes. Faites de vos valeurs votre boussole intérieure. Nos valeurs sont le fondement de notre identité et de notre bien-être. Les connaître et vivre en accord avec elles nous permet de prendre des décisions éclairées, d'éviter les regrets et de construire une vie qui nous ressemble vraiment. Car une vie alignée avec ses valeurs, c'est une vie plus fluide, plus sereine et profondément authentique.

L'INTUITION, UNE AUTRE MERVEILLEUSE BOUSSOLE INTÉRIEURE

L'intuition a toujours été un élément important dans ma vie. Elle fait partie de mes outils les plus précieux, et je ne pourrais m'en passer. C'est cette petite voix intérieure qui me guide, qui me murmure des directions à prendre, parfois même avant que ma raison ne comprenne pourquoi. Nous avons tous cette capacité intuitive en nous. Pourtant, beaucoup de gens doutent de leur intuition, hésitent à l'écouter ou la confondent avec leurs peurs et leurs émotions. Pourtant, apprendre à faire confiance à son intuition, c'est retrouver un lien profond avec soi-même et avec la vie. Ici, j'aimerais partager l'importance de cette connexion intérieure, comment la développer et comment reprendre confiance en soi pour mieux la suivre.

QU'EST-CE QUE L'INTUITION ?

L'intuition est cette capacité à ressentir une information sans passer par l'analyse logique. C'est une perception immédiate, une sensation qui semble apparaître de nulle part et qui, pourtant, nous guide souvent dans la bonne direction. Elle se manifeste sous différentes formes :

- Une sensation physique (une boule au ventre, une chaleur dans la poitrine, un frisson)
- Une pensée soudaine, une évidence qui s'impose à nous
- Une émotion intense, comme un élan ou une réticence sans raison apparente
- Des synchronicités, ces « coïncidences » qui semblent vouloir nous montrer un chemin

Contrairement à l'instinct, qui est une réaction primitive liée à notre survie, l'intuition est plus subtile, plus fine. C'est une forme de sagesse intérieure qui dépasse la logique et qui se base sur plusieurs informations perçues de manière inconsciente. Certaines personnes ont une intuition très développée et s'y fient naturellement. D'autres ont appris à la mettre de côté, influencées par un monde qui valorise la rationalité et les preuves tangibles. C'est souvent causé par la peur. Pourtant, l'intuition est un outil puissant, et apprendre à l'écouter peut transformer notre vie.

POURQUOI AVONS-NOUS PERDU CONFIANCE EN NOTRE INTUITION ?

Dès l'enfance, nous sommes naturellement intuitifs. Les enfants ressentent les énergies des lieux, perçoivent les intentions des adultes, suivent leurs élans spontanés sans trop se poser de questions. Mais à mesure que nous grandissons, on nous apprend à choisir la logique plutôt que le ressenti. On nous dit de « réfléchir avant d'agir », de « ne pas écouter nos émotions », de « ne pas rêver ». Tranquillement, nous nous déconnectons de cette partie intuitive et nous remettons nos décisions entre les mains de la raison et des attentes extérieures. Les doutes, les peurs et les croyances limitantes finissent par étouffer notre intuition. Nous cherchons des réponses à l'extérieur plutôt qu'en nous-mêmes, oubliant que notre meilleur guide est déjà là, en nous. L'humain rationnel fonctionne de l'extérieur vers l'intérieur. La bonne nouvelle, c'est que l'intuition ne disparaît jamais. Elle est toujours présente, prête à être réactivée dès que nous décidons de lui faire à nouveau confiance. Faites le choix de vivre de l'intérieur vers l'extérieur.

COMMENT DÉVELOPPER SON INTUITION ?

L'intuition fonctionne comme un muscle. Plus on l'écoute et plus elle se renforce. Voici quelques pratiques pour la réveiller et lui redonner sa juste place.

1. Apprendre à écouter son corps

Le corps est un puissant messager de l'intuition. Avant même que le mental n'intervienne, le corps envoie des signaux :

- Une sensation d'ouverture face à une bonne décision
- Une tension ou un blocage face à quelque chose qui ne nous convient pas

Prenez l'habitude de ressentir avant de décider. Avant de dire « oui » ou « non » à une opportunité, arrêtez-vous et écoutez votre ressenti physique. Fermez les yeux, prenez une grande respiration et ressentez.

2. Faire confiance aux premières impressions

L'intuition fonctionne souvent en éclair de clarté. Une première impression sur une personne, un ressenti immédiat dans une situation… Ces informations spontanées sont précieuses et méritent d'être prises en compte. La prochaine fois que vous ressentez quelque chose d'instinctif, au lieu de le rejeter, notez-le et observez comment cela évolue.

3. Pratiquer la méditation et le silence

Notre intuition est souvent noyée sous le bruit mental. La méditation, le silence, les moments de reconnexion à soi permettent de l'entendre plus clairement. Essayez de prendre quelques minutes chaque jour pour vous pauser sans distraction, respirer profondément et écouter ce qui émerge en vous.

4. Noter ses intuitions et leurs résultats

Un bon moyen de renforcer son intuition est de tenir un carnet où l'on note ses ressentis intuitifs et ce qui s'est passé ensuite.

Par exemple :

- *J'ai senti que je devais appeler cette personne et elle avait justement quelque chose d'important à me dire.*
- *J'ai eu une mauvaise impression en acceptant ce projet, et en effet, cela ne s'est pas bien passé.*

En prenant conscience des moments où notre intuition nous a guidés juste, nous apprenons à lui faire davantage confiance.

5. Oser prendre des décisions intuitives

Parfois, nous avons une intuition, mais nous hésitons à la suivre, car elle semble aller à l'encontre de la logique. Pourtant, plus nous osons agir en fonction de notre intuition, plus nous développons notre confiance en elle. Essayez, sur des petites décisions au départ, de suivre ce ressenti spontané plutôt que d'analyser à l'excès. Vous serez surpris des résultats.

DISTINGUER L'INTUITION DE LA PEUR OU DES DÉSIRS DE L'EGO

Un des plus grands défis est de différencier l'intuition véritable des peurs ou des pensées de l'ego.

Voici quelques façons de les percevoir :

- L'intuition est calme et fluide. Elle apparaît sans effort, comme une évidence. La peur, elle, est agitée, envahissante, angoissante.
- L'intuition n'a pas besoin de justification. Elle s'impose d'elle-même, alors que la peur cherche à se justifier avec mille arguments.
- L'intuition est souvent neutre et subtile, tandis que les émotions intenses (colère, panique) viennent plutôt de l'ego.

Un bon exercice est de fermer les yeux, respirer profondément et poser une question intérieurement. Puis observer : la réponse qui vient est-elle posée et sereine, ou bien agitée et stressante ?

VIVRE UNE VIE GUIDÉE PAR L'INTUITION

Lorsque nous réapprenons à écouter notre intuition, nous retrouvons une forme de fluidité et de clarté dans nos choix. Nous arrêtons de chercher des validations extérieures, nous avançons avec plus d'assurance et nous nous sentons plus alignés avec notre véritable nature. L'intuition ne nous garantit pas une vie sans obstacle, mais elle nous évite bien des détours inutiles. Elle nous guide vers ce qui est juste pour nous, même si nous ne comprenons pas tout immédiatement. En développant cette connexion avec notre boussole intérieure, nous nous donnons la possibilité de vivre une existence plus alignée, plus intuitive, et donc, plus épanouissante. Et si nous commencions, dès aujourd'hui, à écouter cette petite voix avec plus d'attention ?

RÊVER GRAND POUR CRÉER SA VIE FUTURE

Nos rêves et nos objectifs sont les reflets de notre vie future. Ils ne sont pas de simples illusions ou des désirs irréalistes, mais plutôt des visions de ce qui est possible si nous nous permettons d'y croire. Trop souvent, nous nous limitons, convaincus que certaines choses sont hors de notre portée. Par peur de l'échec, par conditionnement, par manque de confiance, nous restons dans notre zone de confort et nous mettons de côté ces élans qui nous appellent à grandir. Mais si nous prenons le temps d'écouter nos désirs les plus sincères et que nous osons les explorer, nous pouvons changer notre perception de ce qui est possible et bâtir une vie qui nous ressemble vraiment. Il est temps de rêver grand. Il est temps de réveiller votre imagination et de vous reconnecter à ces aspirations enfouies en vous.

POURQUOI RÊVER EST ESSENTIEL ?

Les rêves sont le moteur de notre raison d'être. Chaque grande réalisation dans le monde a d'abord été une idée, un rêve, une vision dans l'esprit de quelqu'un. Lorsque nous nous autorisons à rêver grand, nous activons une partie essentielle de notre cerveau, celle qui est liée à la créativité, à l'innovation et à la transformation.

Rêver vous permet de :
- Définir une direction pour votre avenir
- Explorer de nouvelles possibilités sans limites
- Sortir de votre zone de confort et repousser vos croyances limitantes
- Allumer en vous une motivation bien ancrée

Un rêve, lorsqu'il est nourri et entretenu, devient progressivement un objectif. Un objectif, lorsqu'il est poursuivi avec engagement, devient une réalité. Tout commence par une simple idée, une envie, une vision. Je me nourris de mes idées !

CHANGER SA PERCEPTION DE L'IMPOSSIBLE

Beaucoup de gens abandonnent leurs rêves avant même d'avoir essayé, convaincus que ce qu'ils souhaitent est hors d'atteinte. Ces pensées limitantes sont souvent le fruit de notre éducation, de notre environnement ou de nos expériences passées. Mais ce que nous considérons comme « impossible » aujourd'hui n'est souvent qu'une barrière mentale que nous avons construite nous-mêmes. Si nous voulons réellement transformer notre vie, nous devons apprendre à voir au-delà des limites que nous nous imposons. Posez-vous cette question « *Et si ce que je croyais impossible ne l'était pas ?* » Imaginez un instant que vous avez toutes les ressources nécessaires, que l'échec est impossible et que tout est accessible. Que feriez-vous ? Qui seriez-vous ? Quels projets commenceriez-vous ? Laissez votre imagination vous guider !

RÉVEILLER SES RÊVES

Prenez un moment pour vous arrêter avec un carnet ou une feuille de papier. Écrivez vos réponses aux questions suivantes. Surtout, laissez vos pensées s'exprimer sans jugement ni barrières.

1. Qu'est-ce qui me passionne ? Quelles activités me procurent de la joie et du bonheur ? Qu'est-ce que je pourrais faire pendant des heures sans voir le temps passer ?

2. Qu'est-ce que j'ai toujours souhaité dans ma vie ? Quels sont les rêves que j'ai mis de côté, mais qui continuent de me faire vibrer chaque fois que j'y pense ?

3. Qu'y a-t-il au fond de mon cœur qui attend d'être exprimé ? Y a-t-il un talent, une mission, une envie que j'ai refoulé par peur ou par manque de confiance ?

4. Qu'est-ce que j'aimerais être, faire ou avoir ? Si je pouvais tout créer dans ma vie, quelles seraient mes plus grandes aspirations ?

5. Si l'argent ou le temps n'étaient pas un problème, et que je savais que je ne pouvais pas échouer, que ferais-je ? Quelles

actions j'oserais entreprendre si toutes les barrières disparaissaient ?

Notez vos réponses avec sincérité. Vos réponses sont vos guides.

TRANSFORMER SES RÊVES EN RÉALITÉ

Une fois que vous avez mis des mots sur vos désirs, la prochaine étape est de les transformer en quelque chose de réel. Premièrement il faut définir une vision. Un rêve sans clarté reste une idée floue. Visualisez ce que vous souhaitez comme si c'était déjà réel. Imaginez chaque détail, ressentez les émotions associées à cette réalisation. Ensuite, séparez-le en petits objectifs. Un grand rêve peut sembler écrasant si l'on ne sait pas par où commencer. Séparez-le en petites étapes réalisables, que vous pouvez intégrer dans votre quotidien. Vous devez adopter une mentalité d'évolution. Le chemin vers nos rêves est rarement droit. Il y aura des défis, des ajustements, des moments de doute. Mais chaque pas est une avancée vers votre objectif. Un autre aspect qui est gagnant est de s'entourer de personnes inspirantes. L'environnement a un impact énorme sur notre capacité à croire en nous. Entourez-vous de personnes qui vous encouragent, qui croient en vous et qui partagent une énergie positive. Ne laissez pas la peur vous envahir. Vous devez agir bien malgré elle. La peur fait partie du processus. Elle est souvent le signe que nous sommes en train de sortir de notre zone de confort. L'important c'est de prendre un élan, même si ce n'est pas parfait ou si vous avez des doutes.

OSER RÊVER GRAND

Rêver grand ne signifie pas forcément vouloir tout changer du jour au lendemain. Cela signifie simplement de se donner la permission de croire en quelque chose de plus grand que soi. C'est un engagement à avancer vers une vie qui nous inspire, une vie où nous ne nous contentons pas de ce qui est confortable, mais où nous cherchons à nous réaliser.

Prenez le temps, chaque jour, de vous reconnecter à vos rêves. Relisez vos réponses à l'exercice précédent, ajoutez-y de nouvelles idées, ressentez l'excitation de ce qui est possible. Vous avez le pouvoir de créer votre futur. Tout commence aujourd'hui, avec une simple décision : celle d'y croire.

LA FOI, CETTE FORCE QUI NOUS PORTE

Il y a dans la vie des moments de clarté et des périodes de doute. Des moments où tout semble parfait et d'autres où le chemin devient flou, semé d'incertitudes et d'épreuves. Dans ces moments-là, il y a une chose qui est beaucoup plus grande que moi et qui m'a toujours soutenue et c'est la foi. Je peux dire que c'est un héritage de ma mère. Quand elle était très malade, elle m'a dit qu'elle ne pouvait pas mourir tout de suite, car j'étais trop jeune et elle ne voulait pas me laisser seul. Elle priait tous les jours, elle avait la foi. Une bonne journée, elle était à l'hôpital, elle a senti une énorme poussée dans le dos, comme si elle était soutenue et qu'il n'était pas le temps de mourir. J'ai commencé à croire en quelque chose plus grand que moi à partir de ce moment. Sachez que je ne parle pas ici de religion en particulier, mais bien d'une croyance en une force invisible, un élan puissant qui nous dépasse et qui nous soutient tous les jours. Pour moi, croire en cette force est primordial. Il y a une énergie derrière cela qui pousse à avancer, où l'on se sent soutenu dans les moments difficiles et qui nous permet de voir au-delà des obstacles. La foi change littéralement le courant d'une vie.

CROIRE EN UNE PUISSANCE PLUS GRANDE QUE NOUS

Croire en quelque chose de plus grand que soi, c'est reconnaître que nous ne sommes pas seuls face aux défis de la vie. Cette croyance peut prendre plusieurs formes :

- Pour certains, c'est une connexion avec l'univers, la nature, l'énergie du vivant.
- Pour d'autres, c'est un lien spirituel avec une force supérieure, un guide intérieur, une présence bienveillante.
- Pour d'autres encore, c'est simplement la confiance profonde que tout a un sens, même si nous ne le comprenons pas immédiatement.

Peu importe comment cette foi se manifeste, elle apporte toujours la même chose : un ancrage, une lumière qui nous éclaire quand nous traversons des moments plus noirs.

LA FOI UN SUPPORT DANS LES MOMENTS DIFFICILES

Nous traversons tous nos montagnes qui nous mettent à l'épreuve ; des échecs, des pertes, des périodes d'incertitude où nous ne savons plus dans quelle direction aller. C'est dans ces moments-là que la foi prend tout son sens.

Avoir la foi, c'est :

- Croire que chaque difficulté a une raison d'être et qu'elle nous pousse à grandir.
- Faire confiance au processus de la vie, même quand tout semble incertain.
- Se sentir soutenu par une force invisible, qui nous guide et nous aide à avancer.

Lorsque nous perdons espoir, la foi est cette petite voix qui murmure : « Continue, ne t'arrête pas ici, quelque chose de bon t'attend plus loin. » C'est cette énergie qui nous aide à nous relever après une chute, à garder le cap quand tout semble perdu, à voir une lumière au bout du tunnel même lorsque tout paraît sombre.

COMMENT CULTIVER SA FOI AU QUOTIDIEN ?

La foi n'est pas quelque chose de figé. C'est une relation que l'on construit, un état d'esprit que l'on nourrit chaque jour. Voici quelques pratiques pour renforcer cette connexion avec quelque chose de plus grand.

1- Prendre du recul et observer les signes

La vie nous envoie constamment des signes, des synchronicités, des opportunités inattendues. Mais souvent, nous sommes trop occupés pour les voir. Prenez le temps d'observer ce qui se passe autour de vous. Notez les coïncidences, les rencontres marquantes, les événements qui semblent arriver au bon moment. Tout cela n'est pas un hasard.

2- Apprendre à lâcher prise

Nous avons tendance à vouloir tout contrôler, à chercher des certitudes avant d'agir. Mais avoir la foi, c'est accepter que nous ne puissions pas tout maîtriser et que certaines choses doivent suivre leur propre cours. Essayez de relâcher la pression et de faire confiance à la vie.

3- Se connecter à la nature et à l'univers

Ressentir quelque chose de plus grand que soi, c'est aussi s'émerveiller devant la beauté du monde. Observer un coucher de soleil, écouter le bruit du vent dans les arbres, contempler les étoiles... Ces moments nous rappellent que nous faisons partie d'un tout bien plus grand que nous. La gratitude est l'un des moyens les plus puissants de cultiver la foi. Remercier la vie pour ce que nous avons déjà, même les petites choses, nous ouvre à recevoir encore plus. Chaque jour, prenez quelques minutes pour noter trois choses pour lesquelles vous êtes reconnaissants. Vous verrez à quel point cela change votre regard sur la vie.

4. Se rappeler les moments où la vie nous a déjà soutenus

Regardez en arrière et repensez à toutes ces fois où, sans vous en attendre, les choses se sont arrangées. Où une opportunité est arrivée au bon moment, où une rencontre a changé le cours des choses, où un obstacle s'est finalement révélé être une très bonne chose. Ces moments sont la preuve que nous sommes guidés, soutenus, et que la vie a un plan pour nous.

LA FOI NOUS AIDE À AVANCER

Il y a des périodes où nous ne savons pas où nous allons, où nous avons l'impression d'être dans le brouillard, sans repère. La foi, c'est avancer même sans voir le chemin en entier, en faisant confiance à chaque pas. C'est croire que chaque défi a une leçon, que chaque détour a une raison, que chaque retard cache une opportunité meilleure. C'est cette force intérieure qui nous permet d'aller de l'avant même quand nous ne comprenons pas encore pourquoi nous devons traverser ces épreuves. Et un jour, lorsque nous regarderons en arrière, tout prendra son sens. Quand on est dans l'impasse, c'est impossible de voir plus loin que devant nous. La foi est là en support, en soutien.

Croire en quelque chose de plus grand que soi, c'est accepter que la vie soit bien plus grande que notre seule compréhension. C'est s'ouvrir à une guidance, à une énergie qui nous dépasse, mais qui, pourtant, nous soutient à chaque instant. Peu importe le nom que l'on donne à cette force, l'important est de reconnaître qu'elle est là, présente, et qu'elle nous accompagne à chaque pas de notre chemin. Et si nous décidions, dès aujourd'hui, de marcher avec plus de confiance, plus de sérénité, en sachant que tout ce que nous vivons a un sens, même si nous ne le voyons pas encore ?

LA PLEINE CONSCIENCE, L'ART D'ÊTRE PLEINEMENT SOI

La pleine conscience c'est un concept que j'ai appris à intégrer dans ma vie et qui, au fil du temps, est devenu un outil indispensable pour mon bien-être. Dans un monde où tout va si vite, où nos pensées vagabondent constamment entre le passé et le futur, il est facile de s'oublier, de perdre pied et de passer à côté du moment présent. Mais lorsque nous nous offrons la possibilité d'être totalement présents, d'être pleinement ici et maintenant, quelque chose de magique se produit. Une sensation de paix intérieure s'installe, comme si nous nous reconnectons à notre intérieur. La pleine conscience, c'est cette capacité à être totalement engagé dans ce que l'on vit, sans se laisser distraire par notre petit hamster qui gère nos pensées. C'est un retour à soi, une invitation à ralentir, à observer et à savourer pleinement chaque instant.

APPRENDRE À SE RAMENER À L'INSTANT PRÉSENT

Nous avons tendance à vivre en mode automatique, à enchaîner les tâches sans réellement les expérimenter. Nous pensons à la prochaine chose à faire, aux préoccupations du quotidien, aux souvenirs du passé, et nous oublions d'habiter pleinement notre propre existence. Parce que dans les faits, le passé n'est plus et le futur n'est pas encore là. Alors, pourquoi ne pas s'intéresser à ce moment présent? La pleine conscience, c'est un choix. Celui de se ramener volontairement à l'instant présent. Un moyen efficace de pratiquer cet état est la méditation. Lorsque nous méditons, nous nous entraînons à observer nos pensées sans nous y accrocher, à ressentir notre respiration, à écouter les bruits environnants, à accueillir ce qui est là, tout simplement et maintenant. Mais la pleine conscience ne se limite pas à la méditation. Il existe plusieurs moments dans notre vie où nous sommes pleinement conscients, sans même nous en rendre compte. Pensez à ces instants où vous vous êtes sentis totalement vous-même, en parfaite harmonie avec ce que vous viviez. C'est aussi ça être dans le moment présent.

SE REMÉMORER DES MOMENTS DE PLEINE CONSCIENCE

Pour mieux comprendre ce qu'est la pleine conscience, je vous invite à repenser à trois moments de votre vie où vous étiez entièrement présent. Des instants où le temps semblait arrêté, où vous n'aviez aucun jugement, où vous ressentiez une paix totale et une profonde joie d'être en vie. Prenez quelques instants pour vous rappeler ces moments. Où étiez-vous? Que faisiez-vous? Comment vous sentiez-vous?

Voici trois exemples personnels de pleine conscience qui me viennent à l'esprit.

Le premier, c'est un matin où je prenais une marche, au lever du soleil. L'air était frais, le ciel d'une teinte orange et tous ces bruits de branches qui craquent dans le bois. J'entendais le bruissement du vent, le chant des oiseaux comme si c'était dans une forêt tropicale. J'étais clairement dans le moment présent. Je me suis sentie totalement connectée. Il n'y avait ni stress ni pensée envahissante, juste un immense moment de gratitude d'être là.

Le deuxième, c'est le moment passé avec mon père à son décès ; ce moment où il est étendu comme s'il dormait. J'ai entendu une grande inspiration, il expire. Je regarde l'heure et je compte les secondes. Je compte 40 secondes et il inspire à nouveau. Cette fois je compte 1 minute

40 secondes sans qu'il ne respire. La 3ᵉ inspiration a été très grande et ses yeux se sont ouvert, j'étais pleinement présente. Il voyait quelque chose que je ne voyais pas et a expiré. J'ai pris son pouls, et à ce moment il n'y avait plus de battement de cœur. Il n'y avait rien d'autre à faire que d'accompagner le grand départ.

Le troisième, c'est un moment de créativité, où je me suis laissé emporter par l'écriture de ce livre. Jusqu'aux petites heures du matin, impossible de penser à autre chose. Ces instants où l'on est tellement absorbé que plus rien n'existe autour. Juste la soif de produire, de créer et d'écrire. J'y mets tout mon cœur et je vis pleinement ce moment présent.

En revisitant ces souvenirs, je me rends compte que la pleine conscience est déjà très présente dans ma vie. Elle ne dépend pas des circonstances, mais de mon état intérieur, de ma capacité à m'ouvrir totalement à l'instant.

DEMANDER À L'UNIVERS DE VIVRE PLUS SOUVENT CES MOMENTS

Ce qui est merveilleux, c'est que cette sensation de présence peut être cultivée. Une fois que nous prenons conscience de ces instants où nous étions réellement nous-mêmes, nous pouvons en faire une intention. Je crois profondément que nous pouvons demander à l'univers de nous offrir ces moments aussi souvent que possible. Il suffit d'exprimer notre désir de vivre dans cet état de conscience plus régulièrement, d'accueillir la vie avec plus d'ouverture et de disponibilité. Chaque jour, je prends un instant pour formuler cette intention : *« Je choisis d'être pleinement présente dans ma vie. Je demande à ressentir cette énergie de connexion aussi souvent que possible. »* C'est une façon de me rappeler que mon vrai point de départ est toujours ici et maintenant. Que tout ce dont j'ai besoin est déjà là, à portée de main, dès que je choisis de ralentir et d'habiter pleinement mon corps. La pleine conscience n'est pas uniquement un état réservé à certains moments exceptionnels. Elle est accessible à chaque instant, dès que nous décidons de nous arrêter et d'observer ce qui est là. C'est un choix quotidien, une pratique qui transforme notre relation à nous-mêmes et au monde. Prenez le temps d'expérimenter cette présence, de savourer chaque moment, d'être réellement là. Plus vous cultiverez cet état, plus il deviendra naturel, jusqu'à devenir une façon d'être au quotidien.

6

Les zones bleues et l'ikigai

« Nous, on oublie simplement de mourir. »
— Habitante d'Ikaria

À travers le monde, il existe des endroits où les habitants vivent non seulement plus longtemps, mais aussi en meilleure santé. Ces régions, appelées zones bleues, sont des endroits où le nombre de centenaires est largement supérieur à la moyenne mondiale et où les maladies chroniques comme les maladies inflammatoires (les problèmes cardiaques, le diabète ou l'Alzheimer) sont beaucoup moins fréquentes. Qu'ont en commun ces populations ? Quelles sont leurs habitudes alimentaires ? Quel est leur mode de vie ? Leur philosophie ? Et surtout, comment pouvons-nous nous en inspirer pour améliorer notre propre santé et notre bien-être au quotidien ? J'ai envie de vous présenter les secrets des zones bleues parce que c'est FASCINANT !

LES ZONES BLEUES, UN MODÈLE DE LONGÉVITÉ ET DE BIEN-ÊTRE

Le concept des zones bleues a été popularisé par Dan Buettner avec son livre, *The Blue Zones Secrets for Living Longer : Lessons From the Healthiest Places on Earth*, et son documentaire, *100 ans de plénitude, le secret des zones bleues*. Cet explorateur et écrivain, en collaboration avec des scientifiques et démographes, a étudié les régions où les gens vivent le plus longtemps et en meilleure santé.

Cinq principales zones bleues ont été identifiées dans le monde :

1. Okinawa, Japon. La population féminine avec la plus longue espérance de vie au monde.
2. Sardaigne, Italie. La concentration de centenaires masculins la plus élevée.

3. Ikaria, Grèce. Un faible taux de maladies chroniques et de démence.

4. Nicoya, Costa Rica. L'un des taux de mortalité les plus bas chez les personnes d'âge moyen.

5. Loma Linda, Californie (É.-U.). Une communauté adventiste du septième jour où l'espérance de vie dépasse largement la moyenne américaine.

Malgré leur diversité culturelle et géographique, ces populations partagent des habitudes de vie très similaires, qui semblent être les clés de leur longévité exceptionnelle.

LES 9 PRINCIPES DES ZONES BLEUES EN DÉTAIL

Les zones bleues ne reposent pas sur des solutions miracles ou des régimes à la mode. Leur secret réside dans un mode de vie sain, simple et aligné avec les besoins fondamentaux de l'être humain pour son corps physique, mental et émotionnel.

Chaque principe joue un rôle essentiel dans la longévité et le bien-être. Ils peuvent être résumés ainsi :

1. Bouger naturellement au quotidien

Dans les zones bleues, les gens ne passent pas des heures dans des salles de sport ou devant des écrans. Leur activité physique est naturelle, intégrée à leur quotidien.

Les habitants marchent beaucoup pour aller au marché, voir des amis ou simplement profiter de la nature. Ils jardinent, ce qui permet de rester actif tout en étant en contact avec la terre. Ils font eux-mêmes leurs tâches domestiques : ménage, cuisine, entretien de la maison. Et dans certains endroits comme la Sardaigne, les bergers parcourent plusieurs kilomètres par jour en montagne.

Comment pouvons-nous l'adopter ?

Remplacez la voiture par la marche ou le vélo pour les trajets courts. Intégrez des pauses actives dans votre journée (étirements, escaliers, déplacements à pied). Faites du jardinage ou du bricolage. Essayez des activités agréables qui ne donnent pas l'impression de faire du sport (danse, randonnées, yoga).

2. Avoir un but de vie (ikigai ou plan de vie) * *un des plus important ici selon moi !**

Les centenaires des zones bleues ont une *raison de se lever le matin*, un but clair qui donne du sens à leur existence. Au Japon, on parle d'ikigai, ce qui signifie « raison d'être ». Au Costa Rica, on l'appelle le « plan de vie ». Le plan de vie ou l'ikigai est d'avoir un objectif profond qui nous anime. Avoir un objectif quotidien permet de rester actif mentalement et émotionnellement, ce qui contribue à une meilleure santé et à une vie plus épanouie. Le prochain chapitre portera sur l'ikigai. Je trouve important de l'adresser plus en profondeur.

3. Réduire le stress

Le stress chronique est l'un des plus grands ennemis de notre santé et nous en sommes majoritairement porteurs en Amérique du Nord ! Il favorise l'inflammation, affaiblit le système immunitaire et accélère le vieillissement. Dans les zones bleues, les habitants ont des rituels de détente quotidiens pour évacuer le stress :

- À Okinawa, ils pratiquent des rituels de gratitude et la méditation.
- En Sardaigne, l'humour et les interactions sociales sont des piliers du bien-être.
- À Ikaria, la sieste fait partie du mode de vie.
- À Nicoya, les habitants passent beaucoup de temps en plein air, en connexion avec la nature.

Comment pouvons-nous l'adopter ?

Prenez quelques minutes chaque jour pour respirer profondément et vous recentrer. Méditez, pratiquez le yoga ou la pleine conscience. Passez du temps avec des amis qui vous font rire. Prenez une pause en nature, même pour quelques minutes. Non seulement cela vous fera un grand bien, mais vous ne pourrez plus vous en passer.

4. Appliquer la règle des 80 %

Les habitants des zones bleues ne mangent pas jusqu'à être complètement rassasiés. À Okinawa, ils suivent le principe du Hara Hachi Bu, qui consiste à s'arrêter de manger lorsqu'ils sont à 80 % de satiété. Cela permet d'éviter les excès et d'améliorer la digestion.

Comment pouvons-nous l'adopter ?

Mangez lentement, en savourant chaque bouchée. Écoutez vos signaux de satiété, arrêtez-vous lorsque vous n'avez plus faim, pas quand vous êtes « plein ». Servez-vous des portions plus petites et attendez quelques minutes avant de vous resservir.

5. Adopter une alimentation principalement végétale

Les habitants des zones bleues consomment beaucoup de légumes, de légumineuses, de fruits et de noix. La viande est consommée en petite quantité, souvent moins de 5 fois par mois. Leurs repas sont riches en fibres, en antioxydants et en bons gras, ce qui réduit l'inflammation et protège contre les maladies chroniques.

Comment pouvons-nous l'adopter ?

Intégrez davantage de légumes à chaque repas. Privilégiez les protéines végétales comme les légumineuses, le tofu ou les noix. Réduisez la consommation de viande rouge et remplacez-la par du poisson (petits poissons) ou des alternatives végétales.

6. Boire modérément, mais régulièrement

Dans certaines zones bleues, comme en Sardaigne ou à Ikaria, les habitants consomment un verre de vin rouge *naturel* par jour, souvent accompagné d'un repas et de bons amis. Le vin rouge naturel, riche en polyphénols et en antioxydants, peut avoir des effets bénéfiques sur la santé cardiovasculaire. * ATTENTION ici c'est le vin naturel qu'ils produisent eux mêmes.

Comment pouvons-nous l'adopter ?

Si vous consommez de l'alcool, privilégiez les vins naturels et bio en très petite quantité, buvez avec modération, idéalement avec un repas. Restez toujours bien hydraté avec de l'eau et des tisanes.

7. Faire partie d'une communauté

L'un des secrets des zones bleues est le sentiment d'appartenance. Les habitants sont entourés d'amis, de voisins et de familles qui se soutiennent mutuellement. Ce réseau social fort réduit le stress, favorise le bonheur et prolonge la vie.

Comment pouvons-nous l'adopter ?

Participez à des activités sociales (groupes de discussion, clubs, sports collectifs). Passez du temps avec des gens qui vous inspirent et qui vous soutiennent. Évitez la solitude prolongée en entretenant des relations et des liens sincères.

8. Prioriser la famille et les relations humaines

Dans les zones bleues, la famille est une valeur centrale. Les générations vivent souvent ensemble ou à proximité, et les anciens sont respectés et intégrés dans la vie quotidienne.

Comment pouvons-nous l'adopter ?

Passez plus de temps avec votre famille et vos proches. Valorisez les moments de qualité plutôt que la quantité. Prenez soin des personnes âgées autour de vous. Je trouve que c'est très important, car la vie passe comme un coup de vent.

9. S'entourer de bonnes personnes

Nous sommes la somme des cinq personnes avec qui nous passons le plus de temps. Les habitants des zones bleues s'entourent d'amis qui ont des habitudes de vie saines et qui les encouragent à rester actifs et positifs.

Comment pouvons-nous l'adopter ?

Faites un bilan de votre entourage. Qui vous apporte de l'énergie positive ? Créez des liens avec des personnes qui partagent vos valeurs et votre vision du bien-être. Soyez un modèle en adoptant un mode de vie inspirant.

COMMENT INTÉGRER LES HABITUDES DES ZONES BLEUES ?

Il n'est pas nécessaire de changer radicalement son mode de vie pour bénéficier des bienfaits des zones bleues. Simplement faire de nouveaux choix en ce sens est déjà un bon début. Voici quelques petites actions que vous pouvez commencer à mettre en place dès aujourd'hui :

- Privilégier les aliments naturels et cuisiner maison (anti-inflammatoire).
- Bouger au quotidien en intégrant des activités physiques naturelles (marche).
- Prendre le temps de partager des repas avec ses proches (attendre tout le monde à la table).
- S'accorder des moments de repos et réduire le stress (Méditation-cohérence cardiaque).
- Trouver un but de vie qui nous motive.

Adopter ces habitudes, c'est choisir de vivre une vie plus équilibrée, plus sereine et plus en harmonie avec soi-même.

Les zones bleues nous offrent vraiment un modèle de vie inspirant, en tout cas pour moi ce l'est. C'est basé sur la simplicité, l'authenticité et l'harmonie avec la nature et les autres. En adoptant ne serait-ce que quelques-unes de leurs habitudes, nous pouvons améliorer notre bien-être, renforcer notre santé et, pourquoi pas, allonger notre espérance de vie. Et si nous commencions dès aujourd'hui à nous inspirer de ces traditions pour construire une vie plus saine et plus épanouie en retrouvant sa raison d'être.

AVOIR UN BUT DE VIE AVEC L'IKIGAI ET LE PLAN DE VIE

Les centenaires des zones bleues ont un point commun fondamental ; ils ont *une raison de se lever le matin*. Ce n'est pas simplement une routine ou une obligation, mais un véritable moteur qui les pousse à avancer avec joie. Cela a été développé entre autres au Japon sous le nom d'ikigai, qui signifie « raison d'être ». Au Costa Rica, on parle d'un « plan de vie », qui est une approche similaire où chaque personne trouve un objectif qui donne du sens à sa vie. Avoir un but clair favorise non seulement la longévité, mais aussi le bien-être mental, émotionnel et physique. Ceux qui ont une mission personnelle vivent avec plus d'énergie, de motivation et d'équilibre.

Qu'est-ce que l'ikigai ?

C'est est un concept japonais qui représente l'intersection entre ce que nous aimons, ce pour quoi nous sommes doués, ce dont le monde a besoin et ce pour quoi nous pouvons être rémunérés.

Il se divise en quatre grands axes :

1. Ce que vous aimez
2. Ce pour quoi vous êtes doué
3. Ce dont le monde a besoin
4. Ce pour quoi vous pouvez être rémunéré

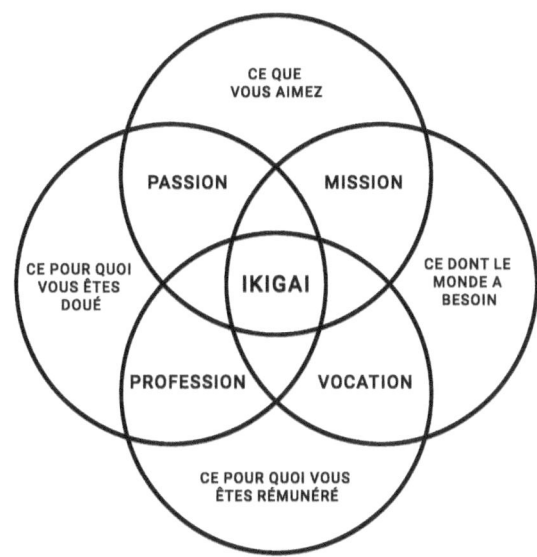

Lorsque ces quatre éléments se rejoignent, nous trouvons un équilibre parfait entre plaisir, talent, contribution et stabilité. Dans les zones bleues, beaucoup de centenaires ont naturellement trouvé leur ikigai, souvent sans même le chercher et l'officialiser. Ils continuent à exercer des activités qu'ils aiment, à contribuer à leur communauté et à se sentir utiles, même à un âge avancé.

Pourquoi avoir un but de vie prolonge-t-il la longévité ?

Les recherches ont montré que les personnes ayant un but de vie ont :

- Un risque réduit de maladies cardiovasculaires
- Moins de stress et d'anxiété
- Un meilleur équilibre émotionnel
- Une vie plus active et socialement riche

Quand on a un objectif clair, on se lève chaque matin avec une énergie différente. On se sent engagé, utile et motivé, ce qui impacte directement notre santé physique, mentale et émotionnelle.

Comment trouver son propre ikigai ou plan de vie ?

Trouver son ikigai demande un travail d'introspection. Cela peut évoluer avec le temps et se préciser au fil des expériences. Il faut se poser les bonnes questions et répondre avec son cœur. Prenez un moment pour réfléchir aux questions suivantes, les réponses vous donneront des indices sur votre mission de vie.

- Qu'est-ce qui me passionne vraiment ?
- Qu'est-ce que j'aime faire au point d'y passer des heures sans voir le temps passer ?
- Quelles sont mes compétences naturelles, mes talents innés ?
- En quoi puis-je être utile aux autres ?
- Si je pouvais consacrer ma vie à une seule chose, que serait-elle ?
- Qu'est-ce que les autres viennent chercher chez moi ?

2. Observer les activités qui vous procurent de la joie

Il existe toujours des moments dans la journée où nous nous sentons totalement alignés avec nous-mêmes. Cela peut être lorsque nous aidons quelqu'un, lorsque nous créons quelque chose, lorsque nous apprenons ou enseignons à quelqu'un. Notez ces instants et essayez d'identifier des schémas qui se répètent.

Par exemple :

- Si vous aimez cuisiner et partager vos recettes, peut-être que votre ikigai est dans l'art de nourrir les autres.
- Si vous adorez lire et transmettre vos connaissances, l'enseignement pourrait être une voie inspirante.
- Si vous ressentez une profonde satisfaction en aidant les autres, le bénévolat ou l'accompagnement peuvent vous apporter un véritable épanouissement.

3. Trouver comment intégrer son ikigai dans sa vie quotidienne

L'ikigai ne veut pas dire forcément de changer de carrière ou bouleverser toute sa vie. Il peut s'exprimer dans des petites actions du quotidien. Si votre mission est de transmettre vos idées, vous pouvez commencer par partager vos connaissances à travers un blogue, des formations ou du mentorat. Si votre passion est de créer, consacrez du temps chaque jour à votre art, que ce soit l'écriture, la peinture ou la musique. Si vous aimez aider les autres, impliquez-vous dans des actions bénévoles ou apportez votre soutien à des proches. L'important est de trouver une façon d'exprimer son ikigai chaque jour, aussi petit soit-il !

Les centenaires et leur plan de vie.

Dans les zones bleues, l'ikigai prend des formes variées :

- À Okinawa, les anciens continuent à cultiver leur jardin, à enseigner aux plus jeunes et à entretenir des liens forts avec leur communauté.

- En Sardaigne, les bergers passent leur journée à marcher dans la montagne, en profitant de la nature et de la simplicité de la vie.
- À Nicoya, les habitants prennent soin de leur famille et transmettent leur sagesse aux générations suivantes.
- À Ikaria, la notion du temps est flexible, et chacun se consacre à des activités qui lui procurent du plaisir et du sens.
- À Loma Linda, les adventistes du Septième Jour trouvent leur raison d'être dans la spiritualité et l'entraide.

Ce qui ressort de ces modèles, c'est que l'engagement dans une activité significative pour eux est essentiel pour la longévité et l'épanouissement. Si vous regardez le reportage sur Netflix, vous remarquez la joie dans leur visage.

Comment intégrer cette philosophie dans notre propre vie ? Voici quelques actions concrètes à mettre en place pour vivre avec un but clair :

1. Définir sa mission personnelle
Écrivez une phrase qui résume votre raison d'être.

Par exemple :

- « Ma mission est d'inspirer et d'accompagner les autres à exprimer leur plein potentiel. »
- « Je veux transmettre mon amour de la nature à travers mes écrits et mes expériences. »
- « Je m'engage à apporter du bien-être et de la joie aux personnes autour de moi. »

Cette déclaration servira de guide pour orienter vos actions et décisions.

2. Commencez à mettre en place son ikigai dans sa routine quotidienne

Trouvez un moment chaque jour pour exprimer votre raison d'être, même de façon minime. Si votre but est d'aider, prenez quelques minutes pour écouter quelqu'un, donner un conseil ou proposer votre aide. Si votre passion est la création, consacrez du temps à votre art ou à un projet personnel. Si vous aimez apprendre et transmettre, lisez un livre inspirant, partagez un savoir ou écrivez sur ce qui vous passionne.

3. Partager son ikigai avec les autres

Les centenaires des zones bleues ne vivent pas leur mission de manière isolée. Ils s'impliquent dans leur communauté et créent des liens forts avec ceux qui partagent leurs valeurs. Rejoignez un groupe ou une association qui reflète votre mission. Entourez-vous de personnes qui vous inspirent et qui vous poussent à donner le meilleur de vous-même. Apprenez des autres, soyez enseignable et laissez-vous guider par ceux qui ont déjà trouvé leur propre ikigai.

Cultiver son ikigai permet d'avoir une vie plus longue et plus épanouie. Qui ne veut pas cela ? Je réalise qu'en Amérique du Nord, beaucoup de gens ont perdu cette raison d'être tellement ils sont absorbés par la routine qui leur a été inculquée. L'humain fonctionne comme un robot. Avoir un but de vie clair et aligné est l'un des secrets les plus puissants pour une vie plus heureuse, plus équilibrée et qui nous sort de la routine quotidienne suivie dans un état d'hypnose.

Lorsque nous savons pourquoi nous nous levons chaque matin, LA VRAIE DE VRAIE RAISON, chaque jour prend une nouvelle dimension. Nous ressentons un élan, une énergie, une joie qui nous poussent à avancer avec posture, fierté, confiance et sérénité.

Que ce soit à travers une passion, une contribution ou une mission personnelle, chacun peut trouver sa propre raison d'être et l'intégrer dans son quotidien.

Et si aujourd'hui, vous faisiez un pas de plus vers votre propre ikigai ? Prenez un moment pour réfléchir à ce qui vous fait vibrer, à ce qui vous anime profondément. Car lorsque nous vivons avec un but comme celui-ci, nous ne nous contentons pas d'exister, nous rayonnons !

TROUVER SON POURQUOI C'EST NOMMER SA RAISON D'ÊTRE

Il existe une raison qui nous pousse à avancer, qui nous motive à poursuivre nos rêves malgré les obstacles. Cette force, c'est notre POURQUOI. Notre pourquoi est notre objectif primordial, la raison profonde qui guide nos choix, nos actions et notre mission de vie. Lorsque nous sommes connectés à ce pourquoi, nous ressentons un sentiment de bien-être. Prendre le temps d'identifier notre pourquoi est essentiel.

L'IMPORTANCE DE DÉCOUVRIR SON POURQUOI

Beaucoup de personnes avancent dans la vie sans vraiment savoir pourquoi elles font ce qu'elles font. Elles suivent un chemin tracé par la société, leur famille ou leurs obligations, sans se demander si ce qu'elles accomplissent est réellement harmonisé avec ce qu'elles sont. Trouver son pourquoi, c'est donner un sens à sa vie. C'est comprendre ce qui nous fait vibrer, ce qui nous anime profondément, et utiliser cette énergie pour créer un impact autour de nous. Lorsque nous avons un pourquoi clair, nous trouvons la force de continuer, même lorsque les défis se dressent sur notre route. Il devient une source d'inspiration quotidienne et une force motrice pour atteindre notre plein potentiel.

EXPLORER SON POURQUOI À TRAVERS DES QUESTIONS ESSENTIELLES

Trouver son pourquoi demande un travail d'introspection. Cela nécessite de se poser les bonnes questions et de prendre le temps d'y répondre sincèrement.

Voici quelques questions pour vous guider dans cette réflexion :
- Qu'est-ce qui me fait vivre ?
- Quel héritage je veux laisser ?
- Quels sont les dons et les talents que je souhaite partager avec mon entourage ?

- Qu'ai-je appris dans ma vie que je peux transmettre aux autres ?
- Quel est mon message de vie ?
- Qu'est-ce que la vie attend de moi ?
- Qu'est-ce que je veux exprimer à travers moi ?

Prenez votre carnet de notes et répondez à ces questions sans filtre. Notez tout ce qui vous vient à l'esprit, même si cela vous semble étrange ou incertain au début. Avec le temps, vous aurez une vision plus claire !

RÉDIGER SA DÉCLARATION DU POURQUOI

Une fois que vous avez réfléchi à ces questions, il est temps de formuler votre déclaration du pourquoi. Une déclaration du pourquoi est un énoncé clair et concis qui résume le but de votre vie et la raison pour laquelle vous faites ce que vous faites. Elle doit refléter vos valeurs, vos aspirations et la manière dont vous souhaitez contribuer au monde. Prenez le temps d'écrire votre mission personnelle. Cette déclaration doit être inspirante et motivante, car elle deviendra votre fil conducteur au quotidien.

Voici un exemple de ma déclaration du pourquoi :

« Je suis ici pour inspirer et accompagner les autres à révéler leur plein potentiel, à se libérer de leurs croyances limitantes et à créer une vie alignée avec leurs aspirations profondes. À travers mon travail, mes partages et ma présence, je souhaite semer des graines de transformation et encourager chacun à suivre son propre chemin avec confiance et authenticité. »

Votre déclaration peut évoluer avec le temps. Elle n'est pas coulée dans le béton ! Il n'est pas nécessaire qu'elle soit parfaite dès le départ. Ce qui compte, c'est qu'elle vous parle et qu'elle résonne en vous. C'est très important ! Vous devez la ressentir.

FAIRE DE SON POURQUOI UNE FORCE QUOTIDIENNE

Une fois que vous avez identifié votre pourquoi, l'étape suivante est de l'incarner pleinement. Votre pourquoi ne doit pas rester une simple phrase écrite sur un papier. Il doit devenir une force qui guide vos actions, vos choix et vos intentions chaque jour.

Voici quelques façons d'intégrer votre pourquoi dans votre quotidien. Relisez votre déclaration du pourquoi chaque matin pour vous rappeler votre mission. Utilisez-la comme un filtre pour prendre des décisions importantes. Demandez-vous : est-ce que cette action est alignée avec mon pourquoi ? Exprimez votre pourquoi à travers votre travail, vos relations et vos engagements. Mettez à jour votre déclaration tous les 90 jours pour voir si elle évolue avec vous. Plus vous ancrerez votre pourquoi dans votre vie, plus vous ressentirez une énergie nouvelle et une motivation profonde pour avancer vers vos objectifs.

BRILLER À TRAVERS SON POURQUOI

Lorsque nous sommes alignés avec notre pourquoi, nous commençons à rayonner. Nous attirons naturellement les bonnes opportunités, les bonnes personnes et les bonnes expériences. Nos actions deviennent plus fluides, notre motivation ne dépend plus de facteurs extérieurs, et nous développons une force intérieure qui nous permet de surmonter les épreuves avec plus de résilience. En portant en soi notre pourquoi, nous inspirons également les autres à faire de même. Nous devenons un modèle de courage, d'authenticité et de détermination. C'est ainsi que notre lumière intérieure brille et que nous apportons notre contribution unique au monde. Croyez-moi ! ;-)

Trouver son pourquoi est l'un des plus beaux cadeaux que l'on puisse s'offrir. C'est une démarche qui demande du temps, de l'introspection et de l'honnêteté envers soi-même. Mais une fois que nous avons cette clarté, nous pouvons avancer avec confiance, détermination et passion. Prenez le temps de vous poser les bonnes questions, d'écrire votre déclaration du pourquoi et de l'intégrer dans votre quotidien. Parce qu'une vie guidée par un pourquoi fort et aligné est une vie remplie de sens, d'accomplissement et de lumière.

Conclusion :
Mon histoire, ma plus belle école

« Mon passé n'est pas une ombre, mais la lumière
de l'école qui m'a transformée. »
— Marie-Eve Tremblay

Si je regarde en arrière, je réalise à quel point mon parcours a été une véritable école de vie. Chaque expérience, chaque défi, chaque questionnement, chaque formation m'a menée sur un chemin de découverte et d'apprentissage qui m'a profondément transformée.

Rien n'a été laissé au hasard. Toutes les pièces du casse-tête ont fini par s'assembler pour m'amener là où je suis aujourd'hui, avec un bagage riche d'enseignements et d'outils précieux pour accompagner les autres. Je suis tellement fière.

Ce livre est le reflet de ce voyage intérieur et extérieur, de tout ce que j'ai exploré et intégré au fil des années. De mon lien avec la terre et l'alimentation, à ma fascination pour le fonctionnement du cerveau et la puissance de la pensée, en passant par la méditation et les constellations familiales, chaque étape a été une pierre sur le chemin de mon évolution. J'ai appris que la vie nous offre toujours les enseignements dont nous avons besoin.

« Un parcours guidé par la soif d'apprendre »

Depuis toujours, j'ai ressenti un besoin important de comprendre. Avec mon événement à la ferme de recherche, comprendre le corps humain, le corps mental et le corps émotionnel est devenu une mission personnelle. Chaque formation, chaque découverte a été une révélation qui m'a apporté des réponses et, en même temps, cela a ouvert encore plus de questions. Mais au lieu de me sentir perdue dans cette quête, j'ai accueilli ce processus d'apprentissage comme un cadeau, une opportunité d'élargir ma vision et de mieux ME connaître. Je me suis formée à profusion, par passion, par la soif d'en savoir encore plus. Chaque discipline que j'ai explorée m'a apporté une nouvelle clé de compréhension sur moi-même et sur le monde qui m'entoure.

- L'agriculture et l'autosuffisance m'ont appris la patience, la résilience et le respect des cycles naturels.
- La naturopathie m'a enseigné à écouter le corps et à le soutenir avec des solutions naturelles.
- Le Profil Nova m'a ouvert les yeux sur la richesse des différentes personnalités et sur la nécessité de mieux se comprendre pour mieux interagir avec les autres.
- Les neurosciences m'ont montré que notre cerveau est un outil extraordinaire, capable d'évoluer et de se reprogrammer à tout moment.
- La méditation m'a offert un refuge, un espace où retrouver la paix intérieure malgré l'agitation du monde extérieur.
- Les constellations familiales ont été une révélation sur l'influence de notre héritage émotionnel et sur la possibilité de se libérer des poids du passé.

Aujourd'hui, en rassemblant tout ce savoir, je comprends que rien n'a été inutile, au contraire. Chaque apprentissage a trouvé sa place dans ma pratique, dans ma manière d'accompagner les autres, dans ma propre évolution.

« La plus belle leçon : s'autoriser à évoluer »

Si j'avais un message à transmettre, ce serait celui-ci : nous avons tous la capacité de changer, d'évoluer, de nous transformer. La vie n'est pas un chemin figé dans le béton. Ce que nous avons vécu jusqu'ici ne détermine pas forcément notre futur. Nous avons le pouvoir d'écrire notre propre histoire, de reprendre notre place, de nous libérer des conditionnements qui nous freinent. J'ai compris que chaque expérience, qu'elle soit agréable ou difficile, est une occasion d'apprendre et de grandir. Rien ne nous arrive par hasard. Les défis que nous rencontrons sont souvent là pour nous montrer une nouvelle direction, nous pousser à aller chercher en nous des ressources, des forces que nous ignorions posséder. J'ai aussi appris qu'il n'est jamais trop tard pour amorcer un changement, pour découvrir de nouvelles façons de penser, pour se libérer de ce qui ne nous appartient plus. Nous avons tous en nous une force immense, un potentiel qui ne demande qu'à être révélé.

« Un chemin en perpétuelle évolution »

Écrire ce livre m'a permis de poser un regard sur mon propre cheminement et de réaliser à quel point il est riche, unique et en constante évolution. Mais ce voyage n'est pas terminé. Il ne fait même que commencer. Car je crois profondément que l'apprentissage et la transformation sont des processus continus. Chaque jour, j'expérimente encore, j'explore de nouvelles approches, j'affine ma compréhension du monde et de moi-même. Ce que j'ai partagé ici n'est pas une destination, mais un point d'étape sur un parcours qui se poursuit. Et si je peux transmettre une chose à ceux qui me lisent, c'est l'invitation à oser explorer leur propre chemin, à suivre leurs intuitions, à s'ouvrir aux enseignements que la vie met sur leur route.

« Merci à mon vouloir d'apprendre »

Si mon histoire m'a appris une chose, c'est que la plus belle école, c'est celle de l'expérience, de la curiosité et de l'ouverture d'esprit. Aujourd'hui, je regarde tout ce que j'ai parcouru avec gratitude et humilité. Je remercie toutes les personnes qui ont croisé ma route, tous les enseignants, tous les mentors, ma sœur et mon beau-frère, mes parents, mes filles, mon merveilleux mari qui me supporte dans TOUS mes projets, sans lui je n'aurais pas pu accomplir autant de choses. Toutes ces expériences qui ont nourri mon évolution, merci ! Et surtout, je me remercie moi-même d'avoir osé suivre cette voie, d'avoir fait confiance à mes intuitions, d'avoir cru en ma capacité d'apprendre et de me réinventer. La connaissance de soi, la libération des schémas limitants de mes ancêtres, l'exploration des outils de transformation... tout cela fait partie d'un chemin extraordinaire... et sans fin.

Alors, que chacun puisse trouver sa propre route, avec confiance et émerveillement.

REMERCIEMENTS

Écrire un livre ne se fait pas en claquant des doigts. C'est un chemin long et parfois exigeant, où chaque mot posé est le reflet d'une recherche intérieure, d'un vécu ou d'une inspiration partagée. Derrière ces pages se cachent des heures de travail, mais surtout des personnes précieuses qui ont, d'une manière ou d'une autre, contribué à faire naître ce projet.

Je tiens d'abord à exprimer ma gratitude à mes proches, qui ont su m'accompagner avec patience, amour et compréhension lorsque je disparaissais dans mes pages et mes idées. Mes filles, Charlie et Heïdi, à qui je souhaitais partager ma passion. Merci particulièrement à mon merveilleux mari, Martin. Sans lui, je ne pourrais accomplir tout ce que j'entreprends.

Merci à ma famille, mon père et ma mère, même s'ils ne sont plus des nôtres, de m'avoir transmis la détermination. Je sais qu'ils me supportent toujours. Mon frère et ma belle-sœur, qui sont importants pour moi, et ma sœur et mon beau-frère, qui font partie de moments très précieux partagés dans ce livre. Ils m'ont véritablement donné la piqûre de l'agriculture.

Merci à mes ami(e)s et à toutes ces personnes qui croient en moi, parfois d'un simple mot, parfois d'une présence rassurante.

Un merci particulier à ceux et celles qui ont cru en ce projet dès le début et qui m'ont offert leur confiance et leur soutien sans faille. Je pense à Eric D. Groleau qui m'a accompagné pour la publication de ce livre. Je pense à Marie-Belle Ouellet qui m'a accompagnée dans l'écriture de mon histoire.

Je souhaite également remercier mes mentors, enseignants et guides, qui m'ont transmis leur savoir et ouvert de nouvelles perspectives. Je pense à Livia Duguay, Mario Beauregard, Marie-Ève Lécine, Dominique Paradis, et Ariane Laberge. Vous m'avez inspirée à voir plus loin, à chercher plus profondément, et à donner un sens encore plus grand à mes connaissances et à mes mots.

Enfin, merci à toi, cher lecteur, chère lectrice. Si ce livre prend vie, c'est surtout parce qu'il trouve un écho en toi. Que mes mots t'apportent lumière, réflexion et inspiration, et qu'ils puissent t'accompagner sur ton propre chemin.

À PROPOS DE L'AUTEURE

Marie-Eve Tremblay est avant tout une maman comblée de deux grandes filles, qu'elle considère comme l'une de ses plus grandes fiertés. Mariée depuis six ans à l'homme de sa vie qui est producteur agricole, elle incarne à la fois l'ancrage des racines agricoles et l'élan d'un leadership profondément humain.

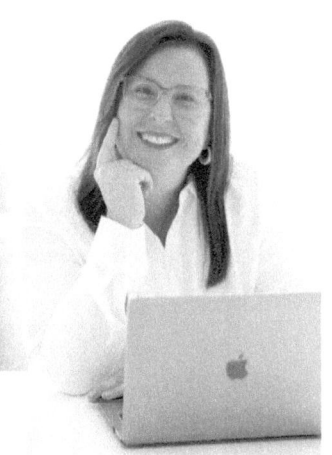

Ayant grandi dans le monde de l'agriculture, elle a été inspirée par le travail de la terre et la proximité avec le vivant. Elle a aussi cette qualité d'entrepreneuriat que lui a transmis son père, entrepreneur général en construction. C'est de lui qu'elle tient sa persévérance, sa détermination et son sens du leadership. Après des études en agriculture, elle a poursuivi une carrière de quatorze années en recherche en agriculture où elle a su développer rigueur et constance.

Un événement marquant, une expérience de harcèlement psychologique, a été le point tournant de son cheminement de vie. Cette épreuve est devenue un catalyseur, l'amenant à s'intéresser en profondeur à l'humain, à son bien-être et à son potentiel de transformation. Inspirée par cette mission, Marie-Eve s'est formée dans de multiples approches complémentaires : *Thinking Into Results* sur le pouvoir de la pensée, consultante certifiée Nova, naturopathe diplômée, professeur de méditation, praticienne en neurosciences appliquées, praticienne Access Bars, facilitatrice en constellations familiales et formée en iridologie énergétique.

Ce parcours riche et atypique lui permet aujourd'hui d'offrir une approche unique et profondément holistique. Elle accompagne les personnes dans leurs dimensions physique, mentale et émotionnelle, avec des outils qui allient rigueur, intuition et humanité.

Forte de son histoire, de ses racines agricoles et de son expertise multidisciplinaire, Marie-Eve a pour mission de guider chacun vers une meilleure santé, une clarté intérieure renouvelée et la capacité de reprendre pleinement sa juste place dans sa vie.

RESOURCES

Faire ses micropousses à la maison :
https://bit.ly/micropoussesmaison

Reset intégral, formation en ligne sur l'alimentation anti-inflammatoire.
https://marieevetremblay.thrivecart.com/reset-integral/

Balanceoil et l'auto-test des omégas 6 -3
https://www.zinzino.com/shop/2020284678/CA/fr-
FR/products/balance-supplements-kits/910297

Vous pouvez accéder à du matériel bonus avec le lien suivant :
https://universfrescas.com/bonus

COMMENTAIRES

Si vous avez apprécié ce livre et y avez appris quelque chose, veuillez laisser un commentaire sur Amazon. Votre opinion m'encouragera à continuer d'écrire et de partager ma passion avec le reste du monde. Merci et prenez-soin de vous.

https://universfrescas.com/commentaire

www.ingramcontent.com/pod-product-compliance
Lightning Source LLC
Chambersburg PA
CBHW021112130626
46554CB00002B/649